脑卒中影像诊断
技巧图解

〔日〕市川博雄　著

徐妍妍　李雯　译

U0217357

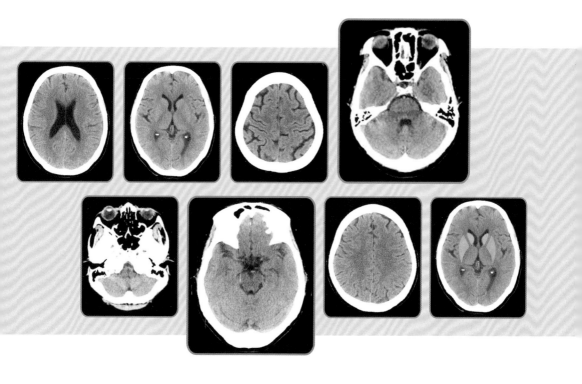

北京科学技术出版社

Authorized translation from the Japanese language edition,entitled
症状・経過観察に役立つ脳卒中の画像のみかた

ISBN: 978 4260019484
著：市川 博雄

Published by IGAKU-SHOIN LTD., TOKYO Copyright ©2014
ALL Rights Reserved. No part of this book may be reproduced or transmitted in any form or by any means, electronic or mechanical,including photocopying, recording or by any information storage retrieval system, without permission from IGAKU-SHOIN LTD.
Simplified Chinese Characters edition published by Beijing Science and Technology Publishing Co.,Ltd., Copyright © 2022

著作权合同登记号图字：01-2022-2912

图书在版编目（CIP）数据

脑卒中影像诊断技巧图解 ／（日）市川博雄著 ；徐妍妍，李
雯译. — 北京 ：北京科学技术出版社，2022.10（2024.7重印）
　ISBN 978-7-5714-2465-7

　Ⅰ．①脑… Ⅱ．①市… ②徐… ③李… Ⅲ．①脑血管
疾病－影像诊断 Ⅳ．①R743.04

　中国版本图书馆CIP数据核字 (2022) 第124522号

责任编辑：	尤玉琢	
责任校对：	贾　荣	
责任印制：	吕　越	
图文制作：	申　彪	
出 版 人：	曾庆宇	
出版发行：	北京科学技术出版社	
社　　址：	北京西直门南大街16号	
邮政编码：	100035	
电　　话：	0086－10－66135495（总编室）	
	0086－10－66113227（发行部）	
网　　址：	www.bkydw.cn	
印　　刷：	北京宝隆世纪印刷有限公司	
开　　本：	710 mm × 1000 mm　1/16	
字　　数：	125千字	
印　　张：	7.5	
版　　次：	2022年10月第1版	
印　　次：	2024年7月第3次印刷	

ISBN 978－7－5714－2465－7

定　价: 120.00元

致各位读者

　　脑卒中是医务工作者在工作中经常遇到的一类疾病，现在部分医院内设置了专门的脑卒中护理中心（stroke care unit，SCU）。脑卒中的治疗不仅包括内科和外科治疗，护理和康复训练也在其中占有重要的位置。因此，多专业的团队协同医疗是不可或缺的，这要求不同专业的医师对该病有充分的认知和了解。在脑卒中诊断的过程中，脑部影像学检查知识也是医师必须掌握的。

　　本书从脑部图像中挑出具有代表性的7个层面的图像作为重点，用比较容易理解的方式来解说阅片方法。你可以从简单的图像解读开始，如"这里是白色的""那里是黑色的"。

　　脑卒中最常见的症状是偏瘫，但是根据损伤部位的不同，患者会出现失语、失用和失认等症状。脑部疾病最大的特点就是神经系统的症状非常复杂难懂，这也是人们对其"敬而远之"的原因。书中记录了脑卒中患者的实际脑部影像、发病时神经系统的症状和诊疗经过等，以方便大家理解，将这些内容梳理整合着实花费了一些功夫。在实际临床工作中，患者的症状出现变化时，为了观察病情会让其再次进行脑部影像学检查，因此将脑部的影像学资料与临床症状结合在一起分析十分重要。

　　本书不仅是为临床需要阅片的住院医师、护士和理疗师等医务工作者，也是为初学脑部影像学的医学生而编写的。如果本书能加深大家对脑部影像和神经系统症状的认知，甚至能够在脑卒中诊疗实践中提供帮助，那就再好不过了。

　　最后，对共同参与脑卒中患者的诊疗并在本书编写过程中给予大力支持的昭和大学藤丘医院脑神经中心的工作人员，以及对本书发行提供鼎力帮助的医学书院的山内梢先生表示深深的感谢！

市川博雄

2014年6月

目　录

第 4 章　症状和脑部影像

第1章
需要重点观察的 7 个层面

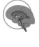

阅片前

　　脑部的影像学诊断主要依据脑部的横断面图像（即对脑部连续横向扫描获得的图像），如下图所示。因设备不同，扫描层面间距为5～10 mm，有的设备甚至可以一次性获得320张脑部横断面图像。

　　如果这样一张一张地观察图像、寻找病变的话，十分不方便。因此，首先观察下图黄色框标识的7个层面的图像。它们显示了脑部的主要结构，同时也是最容易出现病变的层面。本章以这7个层面的CT图像为基础，整理、归纳基本的脑部解剖学知识。虽然MRI和CT的成像原理不同，但对各部位的观察方法并没有太大差别，因此可以尝试使用CT图像的阅片方法。

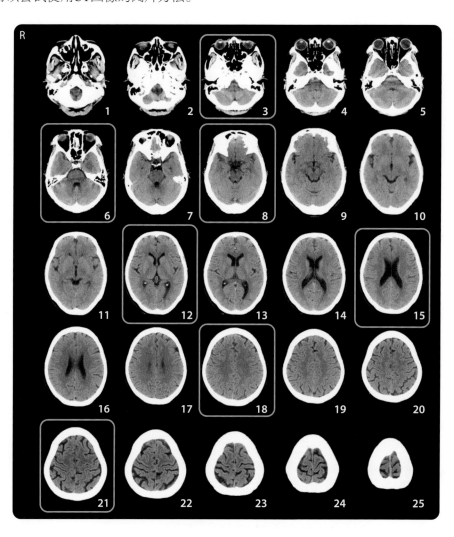

第3层 延髓水平

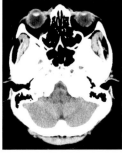

蝴蝶样层面
⇒参照本书第 11 页

第6层 脑桥水平

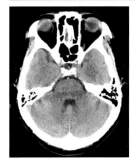

晴天娃娃样层面
⇒参照本书第 10 页

第8层 中脑水平

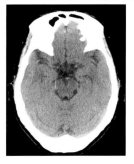

笑脸样层面
⇒参照本书第 9 页

第12层 基底节水平

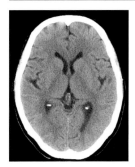

独角仙样层面
⇒参照本书第 4 页

第15层 放射冠水平

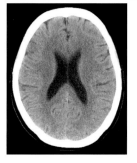

香蕉样层面
⇒参照本书第 6 页

第18层 半卵圆中心水平

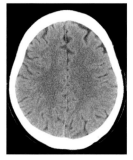

鸡蛋样层面
⇒参照本书第 7 页

第21层 头顶部脑沟水平

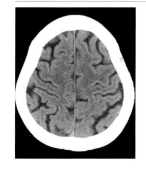

洋梨样层面
⇒参照本书第 8 页

首先从这一层面开始

基底节水平
——在该层面可观察到侧脑室前角

特征

　　该层面的标志是形似独角仙角的侧脑室前角。

　　该层面上额叶、颞叶和枕叶的皮质区、白质区均有重要的结构存在。额叶与颞叶的分界是外侧裂，其周围区域是语言中枢。

　　该层面中的壳和丘脑是高血压性脑出血的好发部位，同时，在两者之间能够观察到内囊结构。

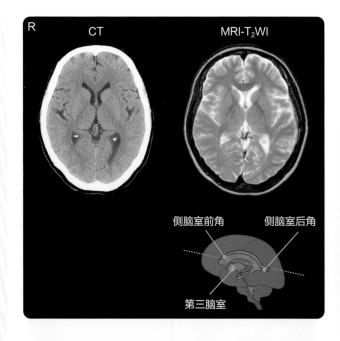

R　　CT　　　　　　MRI-T₂WI

侧脑室前角　　侧脑室后角

第三脑室

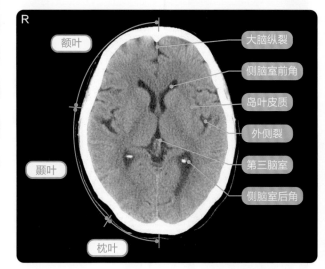

R

额叶

大脑纵裂

侧脑室前角

岛叶皮质

外侧裂

第三脑室

侧脑室后角

颞叶

枕叶

尾状核（caudate nucleus）

- 与豆状核（包括壳）构成纹状体，是锥体外系的重要组成部分
- 主要由豆纹动脉供血

运动性语言中枢（Broca区）

- 位于优势半球（通常为左侧）的额叶
- 由大脑中动脉皮质支供血

如果该部位受损，患者会出现运动性失语症（Broca失语）

豆状核（lentiform nucleus）

- 由内侧苍白球和外侧壳构成，并与尾状核构成锥体外系结构的一部分

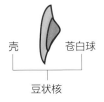

壳　　苍白球

豆状核

- 主要由豆纹动脉供血

如果该部位受损，患者可能会出现不自主运动

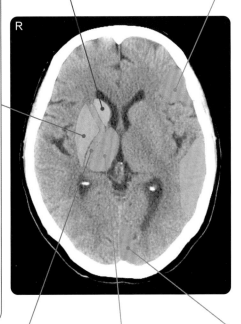

R

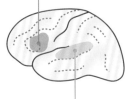

感觉性语言中枢（Wernicke区）

- 位于优势半球（通常为左侧）的颞叶
- 主要由大脑中动脉皮质支供血

如果该部位受损，患者会出现感觉性失语（Wernicke失语）

内囊（internal capsule）

- 呈 "<" 形
- 内囊后肢有控制自主运动的锥体束通过

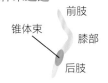

前肢

锥体束　　　膝部

后肢

- 由豆纹动脉或脉络丛前动脉供血

如果该部位受损，容易出现典型的偏瘫

丘脑（thalamus）

- 感觉传导的中继站，同时还有维持意识、睡眠/觉醒生理钟的作用
- 主要由大脑后动脉穿支供血

如果该部位（单侧）受损，患者容易出现一侧肢体的感觉障碍

第一视觉区

- 位于枕叶内侧
- 由大脑后动脉供血

如果该部位（单侧）受损，患者会出现偏盲

放射冠水平
——在该层面可观察到侧脑室体部

特征

该层面的标志是类似香蕉形状的侧脑室体部。

在该层面可以观察到放射冠（脑梗死的好发部位）。此外，顶叶联络区位于该层面的皮质区。

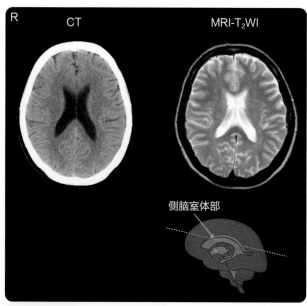

R   CT   MRI-T$_2$WI

侧脑室体部

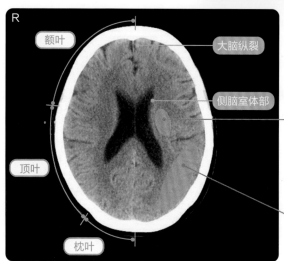

R

额叶

大脑纵裂

侧脑室体部

顶叶

枕叶

放射冠（corona radiata）

- 锥体束（包含运动神经纤维）和感觉神经纤维通过该层面
- 由豆纹动脉、大脑中动脉或大脑前动脉皮质支等供血
- 是脑梗死的好发部位

如果该部位受损，患者会出现偏瘫或半身感觉障碍等

顶叶联络区（parietal association area）

- 包括顶下小叶（角回、缘上回）、顶上小叶等
- 负责整合并处理躯体感觉、视觉、听觉等各种感觉
- 主要由大脑中动脉皮质支供血

如果该部位受损，患者会出现失用、失认、失读、失写等大脑高级功能障碍

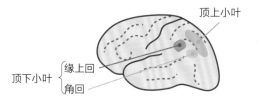

顶上小叶

缘上回
顶下小叶
角回

半卵圆中心水平
——在该层面侧脑室体部消失

特征

　　该层面整体看起来类似鸡蛋的形状。

　　该层面略高于放射冠水平，侧脑室体部消失。

　　需要注意半卵圆中心和顶叶联络区，前者是梗死的好发部位，后者的损伤会造成更高级别的脑功能障碍。

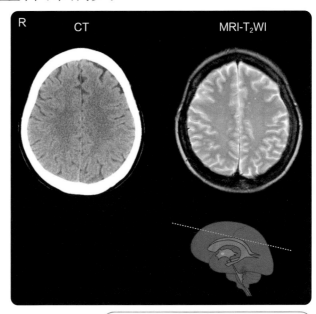

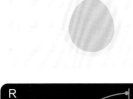

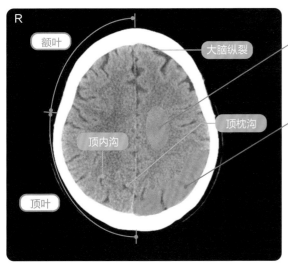

半卵圆中心（centrum semiovale）

- 锥体束（包含运动神经纤维）、感觉神经纤维通过该层面
- 主要由大脑前动脉或大脑中动脉皮质支供血
- 是脑梗死的好发部位

如果该部位受损，患者会出现面部麻木或偏瘫以及半身感觉障碍等

顶叶联络区（parietal association area）

- 包括顶下小叶（角回、缘上回）、顶上小叶等
- 负责整合等处理躯体感觉、视觉、听觉等各种感觉
- 主要由大脑中动脉皮质支供血

如果该部位受损，患者会出现失用、失认、失读、失写等大脑高级功能障碍

头顶部脑沟水平

特征

该层面整体看起来类似洋梨的形状。

该层面的皮质区包括中央前回、中央后回和顶叶联络区。

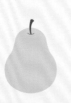

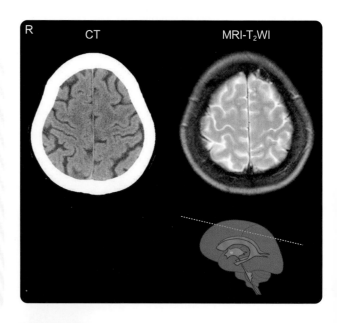

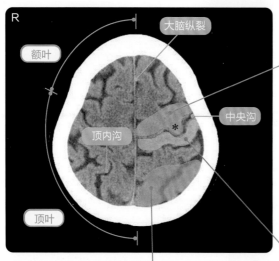

中央前回（precentral gyrus）

- 第一躯体运动区
- 倒"Ω"形的凸出部分（*）是支配手的区域。而支配下肢运动的区域位于大脑半球圆顶部至半球内侧区
- 由大脑中动脉或大脑前动脉皮质支供血

如果该部位部分受损，患者会出现手部麻痹等局限性运动障碍

顶叶联络区（parietal association area）

- 包括顶下小叶（角回、缘上回）、顶上小叶等
- 负责整合并处理各种感觉
- 主要由大脑中动脉皮质供血

如果该部位受损，患者会出现失用、失认、失读、失写等大脑高级功能障碍

中央后回（postcentral gyrus）

- 第一躯体感觉区
- 支配区域的分布等类似中央前回

如果该部位部分受损，患者会出现手部感觉障碍等局限性感觉障碍

中脑水平
——在该层面可观察到侧脑室下角

特征

　　该层面整体看起来类似简笔画笑脸的样子。

　　在该层面可以观察到中脑下部、额叶和颞叶下部。颞叶内侧邻近侧脑室下角的区域是海马结构。另外还可以观察到基底池（又称鞍上池），其内有大脑动脉环（Willis环）走行。在该层面，常常还可观察到大脑中动脉或基底动脉。

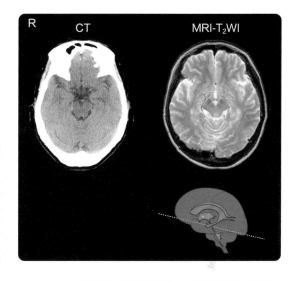

基底池（basal cistern）

- 呈五角星形
- Willis环在其中走行，是动脉瘤和蛛网膜下腔出血的好发部位
- 可观察到大脑中动脉或基底动脉，有时在脑梗死急性期还可观察到血栓

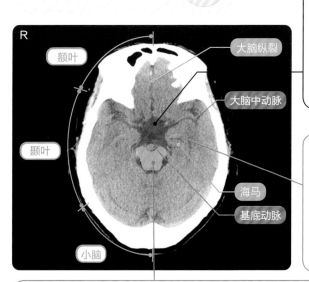

侧脑室下角（inferior horn of lateral ventricle）

- 是笑脸中的眼睛部分
- 脑卒中急性期应该注意观察的结构之一。脑积水时该部位会出现早期扩张

中脑（midbrain）

- 形状类似米老鼠的头部
- 腹侧（米老鼠的耳朵部分）是大脑脚，背侧（米老鼠的面部）是中脑被盖

- 动眼神经的起始部
- 海马沟回疝会造成局部压迫

如果该部位受损，患者会出现动眼神经麻痹。单侧大脑脚受损，患者会出现偏瘫

脑桥水平

特征

该层面整体看起来类似晴天娃娃的形状，晴天娃娃的头部对应脑桥。

在该层面还可以观察到颞叶、小脑和第四脑室。

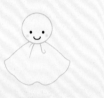

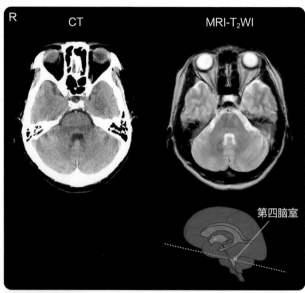

第四脑室

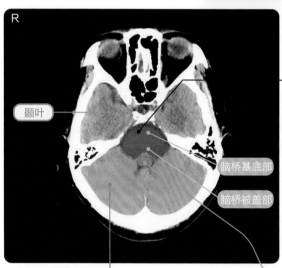

颞叶

脑桥基底部

脑桥被盖部

脑桥（pons）

- 形状类似晴天娃娃的头部
- 腹侧为基底部，背侧为被盖部
- 脑桥基底部有锥体束通过，背侧有感觉神经束或小脑神经束通过
- 是高血压性脑出血或分支动脉粥样硬化性疾病（branch atheromatous disease，BAD）中脑梗死的好发部位

如果该部位受损，单侧损伤会导致患者偏瘫，双侧损伤会导致四肢麻痹，还有可能导致感觉障碍、运动失调或眼球运动障碍。晕眩和发音障碍也经常发生

小脑（cerebellum）

- 主要负责协调随意运动、调节肌紧张和维持身体平衡
- 是高血压性脑出血的好发部位

如果该部位受损，患者会出现眼球震颤、构音障碍和行走障碍等小脑性共济失调。晕眩也经常发生

第四脑室（fourth ventricle）

- 该结构闭塞时，患者会出现脑积水

延髓水平

特征

　　该层面整体看起来类似蝴蝶的形状。

　　在该层面可以观察到延髓和小脑。

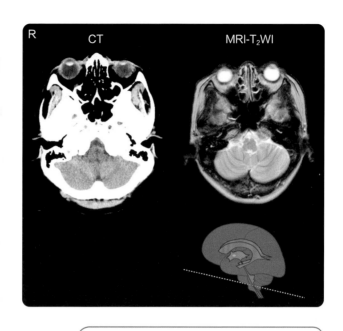

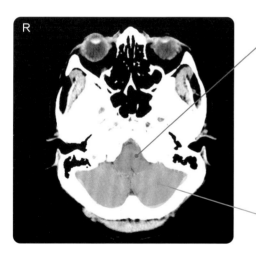

延髓（medulla oblongata）

- 呼吸和循环的中枢，是维持生命活动的重要部位
- 包含与头颈部感觉及运动相关的脑神经核，与高位中枢进行感觉及运动信息交换传导的神经通路通过该区域

如果该部位受损，且累及呼吸和循环中枢的话，病情会危及生命。延髓外侧受损会导致延髓背外侧综合征

小脑（cerebellum）

- 主要负责协调随意运动、调节肌紧张和维持身体平衡
- 是高血压性脑出血的好发部位

如果该部位受损，患者会出现眼球震颤、构音障碍和行走障碍等小脑性共济失调。晕眩也经常发生

第 2 章
脑部影像学检查的基础知识

脑部影像学检查的种类和特点

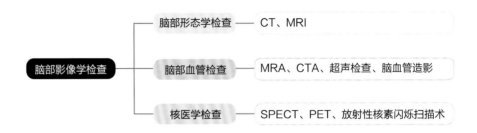

脑部影像学检查
- 脑部形态学检查 —— CT、MRI
- 脑部血管检查 —— MRA、CTA、超声检查、脑血管造影
- 核医学检查 —— SPECT、PET、放射性核素闪烁扫描术

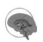 脑部形态学检查

CT

在脑卒中急性期，出血性脑卒中和缺血性脑卒中的鉴别十分重要。

CT分为平扫（不使用对比剂）和增强扫描（使用对比剂）两种检查方式。CT增强扫描除了用于脑肿瘤的鉴别诊断外，还可用于观察脑部血流动态情况。

在CT图像中，与正常脑实质相比，病变部位呈低至高密度，急性期脑出血图像呈高密度，脑梗死图像呈低密度。但是，由于病变在不同时期密度显示会有所不同，进行诊断时需考虑到临床病程。

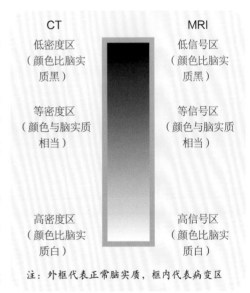

CT	MRI
低密度区（颜色比脑实质黑）	低信号区（颜色比脑实质黑）
等密度区（颜色与脑实质相当）	等信号区（颜色与脑实质相当）
高密度区（颜色比脑实质白）	高信号区（颜色比脑实质白）

注：外框代表正常脑实质，框内代表病变区

MRI检查

即使CT检查未见明确异常，怀疑有缺血性脑梗死等疾病时应进行头部MRI检查。

与正常脑实质的信号强度相比，病变呈低至高信号。MRI有多种扫描序列，它们的成像方法略有差异。

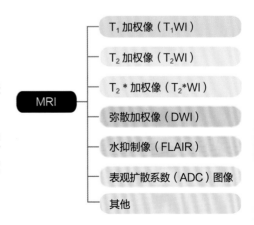

MRI
- T_1加权像（T_1WI）
- T_2加权像（T_2WI）
- T_2*加权像（T_2*WI）
- 弥散加权像（DWI）
- 水抑制像（FLAIR）
- 表观扩散系数（ADC）图像
- 其他

🏷 脑部血管检查

磁共振血管成像（magnetic resonance angiography，MRA）

该项检查用于观察血管状态，能够观察到血管是否存在闭塞或者狭窄。

计算机体层血管成像（computer tomography angiography，CTA）

该项检查需要使用对比剂，所以与MRA相比具有一定的侵入性。但是该项检查也有优势，能够检测出小动脉瘤，评估血管壁钙化斑的情况。

也有一些患者无法进行MRA，因此可将CTA作为替代检查。

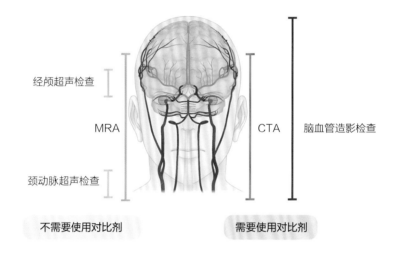

经颅超声检查

MRA　　　　　CTA　脑血管造影检查

颈动脉超声检查

不需要使用对比剂　　　**需要使用对比剂**

超声检查

该项检查能够观察特定部位的血管状态，并评估血管的狭窄程度及血流速度。脑卒中诊疗过程中可能会用到的超声检查包括颈动脉超声检查、经胸壁心脏超声检查、经食管心脏超声检查、经颅超声检查和下肢静脉超声检查等。

脑血管造影检查

该项检查能够评估血管狭窄等形态学改变和侧支循环通路情况等血流状态。无论是对于经导管介入治疗还是对于外科血管治疗，这都是非常重要的检查。

颈动脉超声检查 1 例

脑血管（颈动脉）
造影检查 1 例

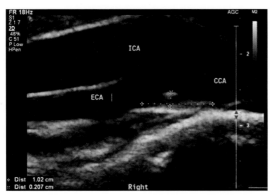

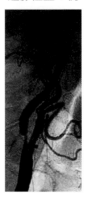

核医学检查

该项检查能够观察脑血流循环的动态改变，评估脑循环储备功能（乙酰唑胺负荷试验）等。

在脑卒中的诊疗过程中，核医学检查有助于判定患者是否适合进行血管重建。

123I-IMP SPECT 图像 1 例

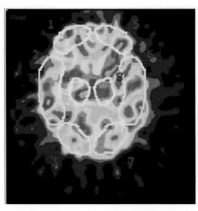
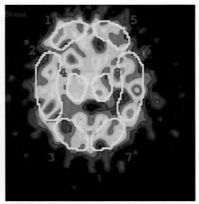

左图为静息期；右图为乙酰唑胺负荷后

CT 的阅片方法

脑梗死

　　CT图像并不能显示超急性期脑梗死。因此，即使在CT图像中没有异常发现，也不能否认有脑梗死的可能，根据发病经过及神经系统的症状进行判断。若怀疑患者有脑梗死，需要考虑进行MRI检查。

　　发病次日，病灶表现为稍低密度灶；随着时间的推移，其边界会愈发清晰。而被称为CT早期征象的细微改变，是在发病后数小时内的CT图像中能被发现的异常。

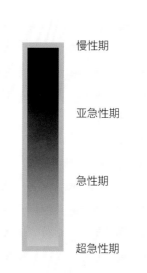

慢性期

亚急性期

急性期

超急性期

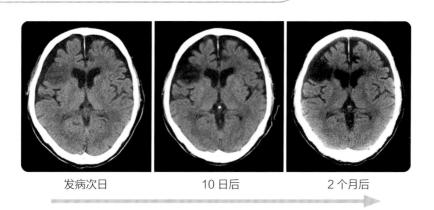

| 发病次日 | 10 日后 | 2 个月后 |

随着时间的推移，低密度灶的边界逐渐清晰

专　栏

模糊效应

　　CT图像上低密度梗死灶在第2周左右开始变得模糊不清，这被称为模糊效应，需要注意这一点。在这个时期，CT增强图像上的病变有强化。

脑出血

发病后，病灶呈高密度改变。随着时间的推移，出血被吸收，病灶表现为脑梗死样的低密度灶。

陈旧性脑出血和陈旧性脑梗死虽然在形态上有差异，但两者的鉴别很复杂需要仔细分辨。

要 点

发病后即可通过图像做出诊断。

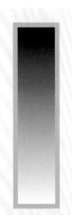

慢性期

亚急性期

急性期

超急性期

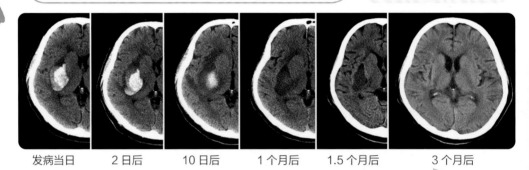

| 发病当日 | 2 日后 | 10 日后 | 1 个月后 | 1.5 个月后 | 3 个月后 |

随着时间的推移，出血被吸收，病灶表现为低密度灶。因此，在 CT 图像上陈旧性脑出血与陈旧性脑梗死难以区分

专 栏

CT早期征象

在脑梗死的超急性期，在CT平扫图像中能观察到的细微改变就是CT早期征象。主要的异常改变如下：①基底节（＊）密度降低，轮廓显示不清；②岛叶脑回皮质（▶）密度降低，灰白质或白质边界不清；③脑回肿胀（∷），脑沟消失。另外，阻塞的动脉呈高密度改变时，被称为hyperdense artery（以阻塞的动脉命名）sign（动脉致密征）（➡），阻塞的动脉呈点状高密度时，这一征象被称为artery（以阻塞的动脉命名）dot sign（动脉点征）（➡）。

CT早期征象是考虑溶栓疗法适应证的重要参考，如果出现大范围CT早期征象，就不适合进行溶栓治疗。

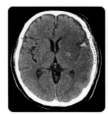
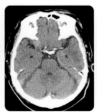
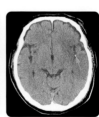

MRI 的阅片方法

T₂加权像（T₂ weighted image，T₂WI）

脑实质　脑脊液　血管

脑梗死

该项检查能够诊断微小梗死，但是无法检出超急性期病变。脑梗死后，病灶在图像上呈高信号。

脑出血

根据发病时间的长短，病灶的信号会发生复杂的变化。慢性期脑出血表现为低信号，可通过病史、病变形态、发病部位和其他影像学资料，与慢性期脑梗死进行鉴别。

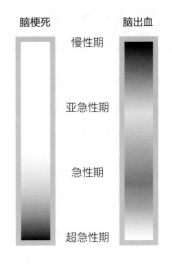

脑梗死　脑出血

慢性期

亚急性期

急性期

超急性期

T₂*加权像（T₂ star weighted image，T₂*WI）

脑实质　脑脊液

脑出血

该项检查对脑出血，特别是陈旧性脑出血的检出十分敏锐。病变信号的改变同T₂WI。

T₂*WI检出的微小脑出血灶被称为脑内微出血（cerebral microbleed，CMB），这是脑出血的独立危险因素。

水抑制（fluid attenuated inversion recovery，FLAIR）像

脑实质　脑脊液

这是将液体的高信号（脑脊液等）抑制之后的T₂加权像，对于出血的检出也有帮助。

脑梗死

病变在图像中呈高信号。

弥散加权像（diffusion weighted image，DWI）

脑实质　脑脊液

该序列对急性期脑梗死诊断非常重要。

脑梗死

发病数小时内，病灶表现为高信号。而陈旧性梗死在DWI序列上并非呈高信号，以此与急性脑梗死相鉴别。

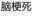

脑梗死

慢性期

亚急性期

急性期

超急性期

表观扩散系数（apparent diffusion coefficient image，ADC）图像

脑实质　脑脊液

与DWI的组合使用，对急性期脑梗死的诊断非常重要。

脑梗死

急性期梗死灶呈低信号，病灶周围的水肿区域呈高信号。

要　点

急性期的梗死灶呈低信号，与DWI改变相反。

脑梗死

慢性期

亚急性期

急性期

超急性期

T₁加权像（T₁ weighted image，T₁WI）

脑实质　脑脊液

有助于观察病变的形态变化，图像表现与CT类似。

相关术语

细胞毒性水肿和血管源性水肿

　　脑梗死急性期，脑血流自动调节功能受损，损伤区域出现脑水肿。这是由细胞膜钠钾泵功能丧失造成的细胞毒性水肿（cytotoxic edema），以及血脑屏障破坏造成的血管源性水肿同时构成的缺血性脑水肿。在 ADC 图像上，前者表现为低信号，后者表现为高信号。

急性期脑梗死的影像所见

病例

这是一例出现右侧同向性偏盲的急性脑梗死患者的影像学检查结果，患者于发病后十几个小时就诊。病变位于左侧枕叶（＊）。

CT 平扫图像

病灶表现为低密度灶。脑沟水肿，轮廓显示欠清，考虑急性期脑梗死。

T₂WI

病灶表现为稍高信号影，但并不是很显著，提示急性期脑梗死。

FLAIR 像

脑脊液呈低信号，仅病灶呈高信号，对比更加鲜明。

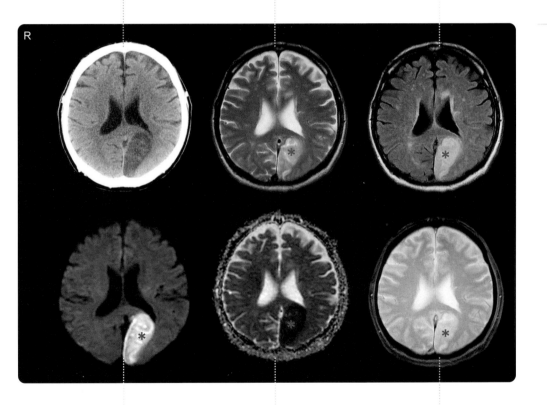

DWI

病灶呈高信号，这是急性期脑梗死的表现。

ADC 图像

与 DWI 表现相反，病灶呈低信号，代表细胞毒性水肿，可以诊断为梗死。

T₂*WI

病灶呈较浅淡的高信号，难以确诊。

急性期脑出血的影像所见

病例

这是一例因四肢麻木而就诊的急性脑出血患者。病变位于左侧丘脑（▶）。

CT 平扫图像

　可观察到局部高密度灶，很容易将其诊断为脑出血。

T₂WI

　中心出血灶表现为浅淡的低信号影，周围水肿表现为高信号影。

T₁WI

　未看到明显的信号改变。

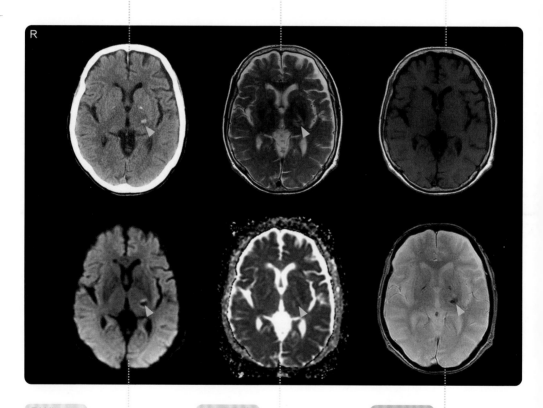

DWI

　中心出血灶呈低信号，周围水肿呈高信号。

ADC 图像

　中心出血灶呈低信号，周围水肿呈浅淡的高信号。

T₂*WI

　中心出血灶呈低信号，周围水肿呈浅淡的高信号。

兼有急性脑梗死、陈旧性脑梗死和陈旧性脑出血的 MRI 图像

病例

原右侧偏瘫患者出现新的与偏瘫相关的症状。病变位于右侧外囊、顶叶（侧脑室后角的左下），以及左侧豆状核、岛叶。

T₁WI

在左侧豆状核及岛叶处仅能看到少许稍低信号（＊）。右侧大脑半球的病变均表现为清晰的低信号（►），提示陈旧性病变。

T₂WI

双侧大脑半球有多发的高信号区（＊），考虑脑梗死。

DWI

左侧大脑半球豆状核及岛叶病变（＊）呈高信号，考虑急性期脑梗死。T₂WI上右侧大脑半球的病变呈低信号（►），提示陈旧性病变。

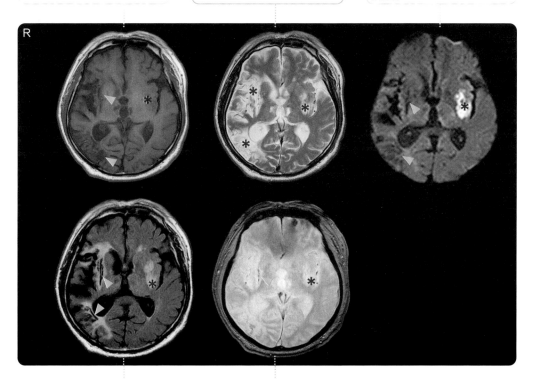

FLAIR 像

左侧大脑半球病变呈高信号（＊），在 T₂WI 中的右侧大脑半球病变内可观察到低信号（►）。

T₂*WI

在左侧大脑半球豆状核及岛叶病变区可观察到些许高信号（＊）。在右侧大脑半球外囊（►）可观察到线样低信号，这是陈旧性出血的表现。

要点

综合采用多种扫描序列，能够更好地显示出病变的具体特征。

脑内微出血（CMB）的影像所见

病例

患者无任何自觉症状，在进行心血管疾病筛查的其中一项——头部影像学检查时发现存在脑内微出血灶。病变位于双侧基底节区。

CT 平扫图像

没有发现明显异常。

T₁WI

双侧基底节区有散在的较小的低信号区。

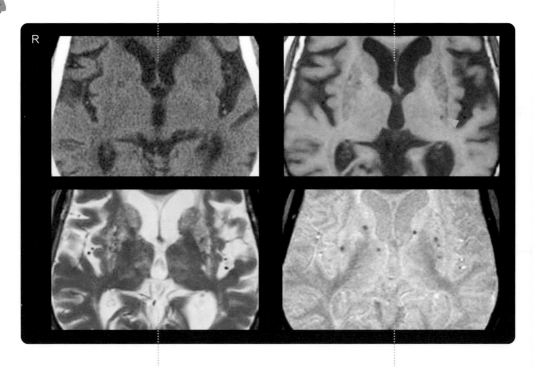

T₂WI

双侧基底节区有散在的较小的高信号区，怀疑其为多发小梗死灶。

T₂*WI

显示出多发的较小的圆形低信号区，这在其他图像中未被观察到，是 CMB 的特征性表现。

要点

多数 CMB 是在 T₂*WI 中被首次检出。

注意!

请结合患者的临床症状和既往病史进行阅片

一位患者因突发右侧偏瘫和意识障碍到医院就诊，下图为发病后1小时的CT图像。

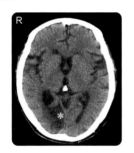

在右侧枕叶中可见片状稍低密度灶（＊），但是患者出现的是右侧偏瘫。结合临床症状，应该是左侧大脑半球出现了问题。那么右侧枕叶的病灶代表的是什么异常呢？应该是陈旧性脑梗死灶。

这次造成患者右侧偏瘫和意识障碍的病灶在哪里呢？观察左侧大脑半球，没有看到出血的高密度影，这时需要考虑脑梗死的可能。但是超急性期脑梗死在CT图像上很难清晰地显示，在这位患者的图像上就没有左侧大脑半球的明显异常。像这样，如果只看图像，就会出现很严重的误诊，所以一定要结合患者的症状进行阅片。下面是发病后2天的CT图像。

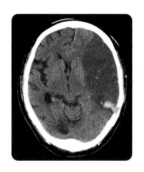

左侧大脑半球可见大范围的低密度灶，这时脑梗死的诊断就很明确了。此外，低密度区中有局部高密度灶（◄），提示出现了出血性梗死。

专栏

出血性梗死

脑梗死发生数日后进行CT检查时，原梗死灶内出现出血的情况被称为出血性梗死。脑梗死后由于部分血栓溶解、血管再通，可能会有血液从受损的血管内漏出。50%以上的栓塞性脑梗死患者会出现出血性梗死，多数在发病后1~3日出现。虽然轻微出血不会引起明显的症状，但合并溶栓治疗等造成的大量出血时，也会出现病情危急的状态。在脑梗死的诊治过程中，如果出现神经系统症状急剧恶化的情况，需要考虑有出血性梗死的可能。

MRA、CTA 和脑血管

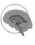

脑血管的走行

脑部的血液循环分为前循环和后循环，分别供应大脑前部和后部。

前循环血管包括颈内动脉（internal carotid artery，ICA）及其发出的大脑前动脉（anterior cerebral artery，ACA）和大脑中动脉（middle cerebral artery，MCA）等各级分支。后循环血管包括椎动脉（vertebral artery，VA）、基底动脉（basilar artery，BA）和各级分支血管。

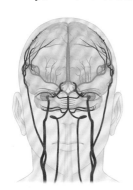

正面观

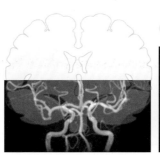

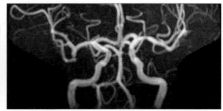

MRA 图像

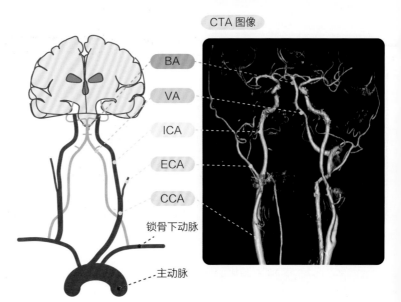

CTA 图像

BA

VA

ICA

ECA

CCA

锁骨下动脉

主动脉

ECA：external carotid artery（颈外动脉）
CCA：common carotid artery（颈总动脉）

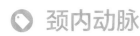 颈内动脉

　　颈内动脉（ICA）在发出大脑前动脉（ACA）及大脑中动脉（MCA）之前，还发出眼动脉（ophthalmic artery，OA）、后交通动脉（posterior communicating artery，Pcom）和脉络丛前动脉（anterior choroidal artery，AChA）。因此，颈内动脉狭窄可能会造成眼动脉缺血，引发视力障碍。

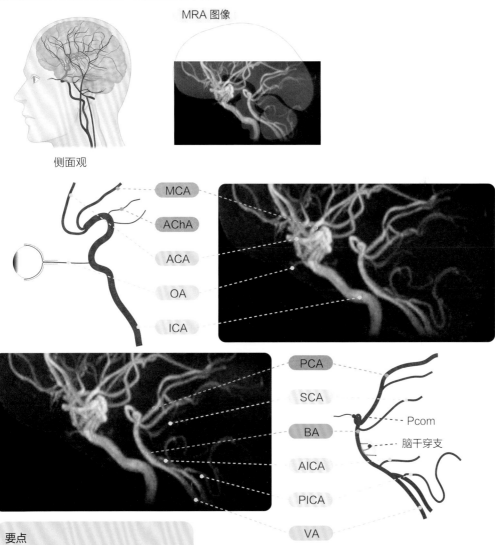

MRA 图像

侧面观

MCA
AChA
ACA
OA
ICA

PCA
SCA
BA
AICA
PICA
VA

Pcom
脑干穿支

要点

　　多数情况下，在 MRA 图像上看不到 AChA 和 OA，而 Pcom 没有显示时，考虑为 Pcom 发育不良等。对于不同的个体，其脑血管发育会有些变异。

PCA：posterior cerebral artery（大脑后动脉）
SCA：superior cerebellar artery（小脑上动脉）
AICA：anterior inferior cerebellar artery（小脑下前动脉）
PICA：posterior inferior cerebellar artery（小脑下后动脉）

◐ Willis 环

Willis环在颅底由前交通动脉（anterior communicating artery，Acom）、大脑前动脉（ACA）、颈内动脉（ICA）、后交通动脉（Pcom）和大脑后动脉（PCA）构成，如下方的MRA图像所示。

Willis环将左、右颈内动脉系统与椎基底动脉系统联通起来，是动脉瘤的好发部位。

MRA 图像

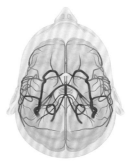

下面观

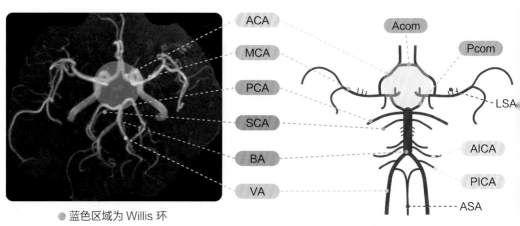

● 蓝色区域为 Willis 环

ACA
MCA
PCA
SCA
BA
VA

Acom
Pcom
LSA
AICA
PICA
ASA

要点

通常，在 MRA 图像中看不到 ASA 和 LSA。如果 Pcom 没有显示的话，则可能是 Pcom 发育不良。

LSA：lateral lenticulostriate artery（外侧豆纹动脉）
ASA：anterior spinal artery（脊髓前动脉）

颅内前循环（MRA 图像与原始轴位图像对比）

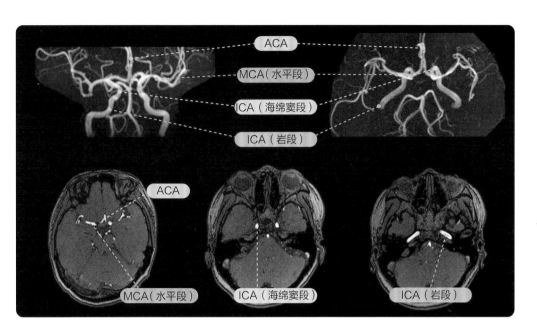

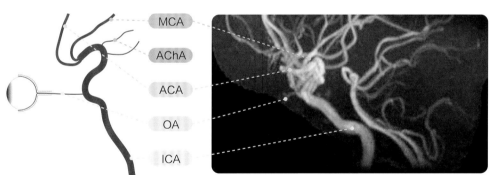

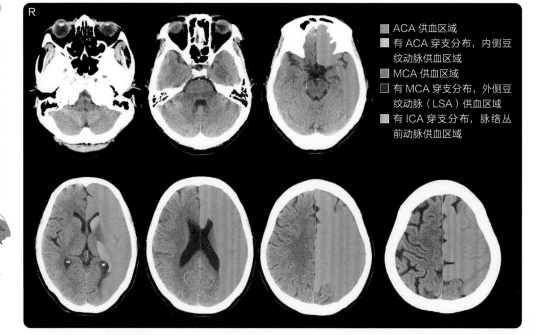

ACA 供血区域

有 ACA 穿支分布，内侧豆纹动脉供血区域

MCA 供血区域

有 MCA 穿支分布，外侧豆纹动脉（LSA）供血区域

有 ICA 穿支分布，脉络丛前动脉供血区域

ACA供血区域

- 与MCA或PCA供血区域相比，ACA供血区域梗死的发生概率较低。

如果该部位发生闭塞，患者会出现明显的下肢麻痹和尿失禁等。

MCA供血区域

- 是心源性脑梗死中发生率最高（70%以上）的区域。

如果该部位发生闭塞，患者常出现皮质受损症状，如果发生在优势半球，多会出现失语。

ICA供血区域

- ICA和VA都是脑部重要的供血血管，供应2/3的脑血流灌注。

如果该部位发生闭塞，完全闭塞导致分支血管供血区域均发生梗死，患者常出现明显的意识障碍，甚至因发生脑疝而死亡，预后不良。

相关术语

皮质受损症状

由于大脑皮质受损而出现的症状。比较典型的是失语、失用、失认和偏侧空间忽略等高级别脑功能障碍，根据受损部位不同，临床症状也有所不同。

颅内后循环（MRA 图像与原始轴位图像对比）

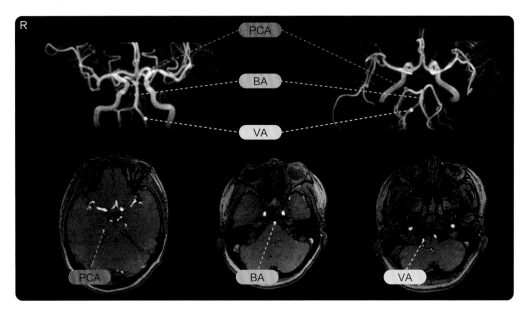

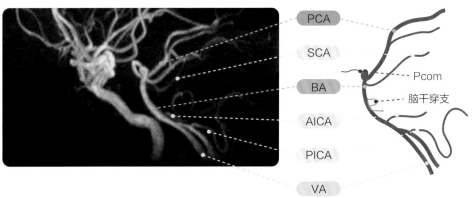

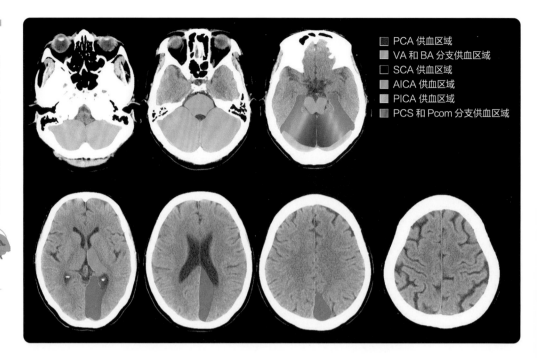

□ PCA 供血区域
■ VA 和 BA 分支供血区域
□ SCA 供血区域
■ AICA 供血区域
□ PICA 供血区域
■ PCS 和 Pcom 分支供血区域

椎基底动脉供血区域

- 除了脑干和小脑以外，椎基底动脉还负责枕叶、一部分颞叶和丘脑的血供。

如果该部位发生闭塞，患者会出现各种相关的临床症状。

损伤范围较广且脑干（维持意识及生命体征）受到严重损害时，患者会出现严重的意识障碍。此外，椎基底动脉闭塞还会造成呼吸系统和循环系统受损，预后不良。

PCA供血区域

- 主要供应枕叶，还负责部分丘脑的血供。

如果该部位发生闭塞，造成枕叶的视觉区损伤时，患者常会出现偏盲。另外，这个区域发生的梗死较局限，患者通常不会出现脑疝。

专栏

关于脑卒中诊断的脑部影像讨论流程

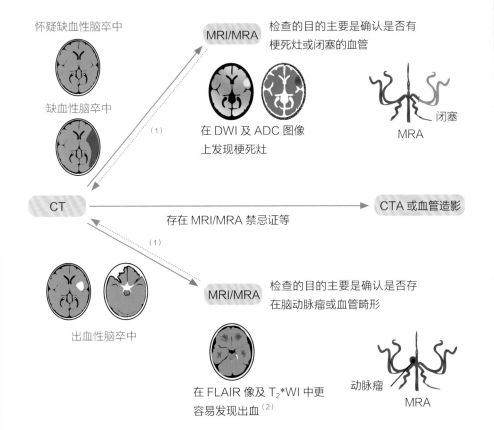

怀疑缺血性脑卒中

缺血性脑卒中

MRI/MRA　检查的目的主要是确认是否有梗死灶或闭塞的血管

在 DWI 及 ADC 图像上发现梗死灶

闭塞
MRA

(1)

CT　→　CTA 或血管造影

存在 MRI/MRA 禁忌证等

(1)

出血性脑卒中

MRI/MRA　检查的目的主要是确认是否存在脑动脉瘤或血管畸形

在 FLAIR 像及 T_2*WI 中更容易发现出血[2]

动脉瘤
MRA

（1）临床上多先进行 CT 检查，但也有优先选择 MRI 检查的情况（根据 MRI 检查结果，怀疑有出血时，再进行 CT 检查以确认）
（2）能够检出 CT 图像中难以发现的亚急性期出血

第 3 章

脑卒中的影像学表现

脑卒中的影像学检查

脑卒中有各种各样的分类方法。这里介绍临床上最常用的分类方法，它是基于美国国立神经疾病与脑卒中研究所（National institute of neurological disorders and stroke，NINDS）的脑血管疾病分类（CVD-Ⅲ，1990），后面按照下图中的分类进行介绍。

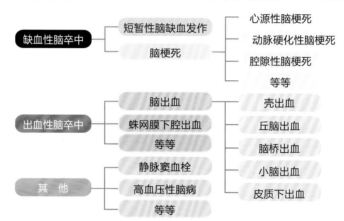

🏷 脑卒中的影像学诊断流程

在突发局部神经症状或头痛的情况下，要考虑到脑卒中的可能。进行脑部影像的诊断时，通常先进行CT检查，首先鉴别病变是缺血性的还是出血性的。这两种疾病的治疗方法是相反的（一个需要溶栓，一个需要止血），故两者的鉴别在初期诊断中是不可或缺的。

超急性期脑梗死或短暂性脑缺血发作在CT图像上是无法诊断的。若在CT图像中没有发现高密度（白色）区的话，就考虑为缺血性脑卒中。MRI检查，特别是DWI序列对脑梗死急性期的诊断有很大帮助。虽然MRI检查有助于鉴别梗死和出血，有的医疗机构优先选择MRI检查，但是CT检查更容易进行。笔者所在的医疗机构通常在进行CT检查后，再考虑是否进行MRI等检查。

另外，在患者有MRI检查禁忌的情况下，再考虑是否进行CTA和血管造影检查。

相关术语

MRI 检查的禁忌证

患者体内如有下述装置的情况：

①心脏起搏器。

②金属材质的人工心脏瓣膜。

③人工内耳（耳蜗感受器）和人工听小骨。

④神经刺激装置（深部脑刺激装置或经皮神经电刺激装置）。

⑤除颤仪。

⑥骨生长刺激仪。

⑦放置体内的输液泵。

⑧义眼或铁磁性部分不能取掉的义齿。

⑨置入不足 2 个月的、位于冠状动脉等处有磁性的支架。

⑩人工骨。

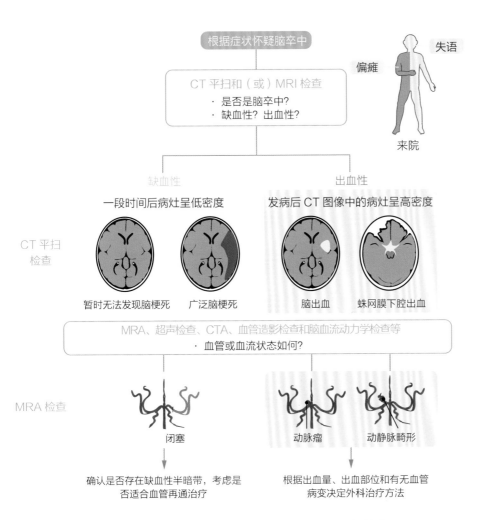

根据症状怀疑脑卒中

失语
偏瘫
来院

CT 平扫和（或）MRI 检查
· 是否是脑卒中？
· 缺血性？出血性？

缺血性　　　　　　　　　　　出血性

一段时间后病灶呈低密度　　　发病后 CT 图像中的病灶呈高密度

CT 平扫检查

暂时无法发现脑梗死　广泛脑梗死　　脑出血　蛛网膜下腔出血

MRA、超声检查、CTA、血管造影检查和脑血流动力学检查等
· 血管或血流状态如何？

MRA 检查

闭塞　　　　　动脉瘤　　动静脉畸形

确认是否存在缺血性半暗带，考虑是　　根据出血量、出血部位和有无血管
否适合血管再通治疗　　　　　　　　　病变决定外科治疗方法

🏷 血管病变的检查

　　血管病变会造成脑出血或脑梗死，因此，观察血管的情况十分重要。MRA（多数情况下与MRI同时进行）及颈部血管超声检查能够直接显示血管，评估血管情况，从而为确诊或治疗措施的选择提供重要的信息。但是对于造成腔隙性脑梗死或高血压性脑出血的细小血管病变，上述检查难以评估。

　　虽然静脉性脑血管病变的发生率相对较低，但MR静脉成像（MR venography，MRV）及脑血管造影检查对其诊断是十分有必要的。

相关术语

缺血性半暗带

　　在脑血流中断的情况下，受累部位 6 秒后出现代谢异常，2 分钟后功能停止，5 分钟后出现永久性损伤（梗死）。但是，脑内有很多侧支循环通路，即使某一条血管的血流完全中断，该血管供血区域中的脑组织并不会出现完全性梗死，而是以一种濒死状态存在，这部分脑组织被称为半暗带。发生梗死的部分的血管再通后，损伤的脑组织并不会复活。而半暗带部分的血管早期再通的话，相应的脑组织有希望恢复正常。

脑梗死

分类

脑血管闭塞或严重的狭窄可造成脑血流量低下，在持续一段时间后会造成脑组织的损伤。脑梗死可以按照发生顺序分类，也可以像下图这样按照临床病型分类。

脑梗死 ── 心源性脑梗死
　　　　── 动脉硬化性脑梗死
　　　　── 腔隙性脑梗死

特点

脑梗死患者会突然出现一些神经系统的症状（常在起床时发生）。虽然典型表现是偏瘫，但因病变部位不同，临床症状也多种多样。不同病型的梗死起病形式略有不同，但都有突然发病的特点。

心源性脑梗死

影像学表现：典型表现为累及皮质的大范围梗死

症状：白天活动时突发，常伴有意识障碍和皮质受损症状，病情多较重

基础病史：患者多有心脏疾病，特别是房颤

动脉硬化性脑梗死

影像学表现：典型表现为血管供血区域的梗死（分水岭梗死）

症状：易出现阶段性恶化，意识障碍及皮质受损症状较轻

基础病史：糖尿病、血脂异常和高血压等动脉粥样硬化的危险因素

腔隙性脑梗死

影像学表现：直径小于1.5 cm的小梗死灶，典型表现为基底节等穿支动脉供血区域梗死

症状：多在起床时出现，有表现多样的腔隙性脑梗死综合征，症状多较轻，甚至无症状

基础病史：与高血压密切相关

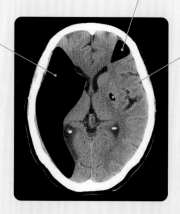

心源性脑梗死

　　心脏中出现的血栓流向脑动脉内并阻塞血管，造成的脑梗死被称为心源性脑梗死。若较大的血栓突然阻塞脑血管，梗死范围广，病情较重者居多，但梗死灶较小的轻症情况也有。

　　栓子形成的原因可能是各种心脏疾病，目前非瓣膜性房颤（non-valvulbar atrial fibrillation，NVAF）是最常见的原因。

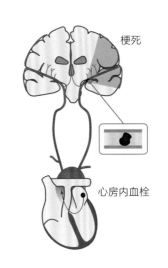

梗死

心房内血栓

动脉硬化性脑梗死

　　颅内和颅外的脑动脉主干发生动脉粥样硬化导致的脑梗死被称为动脉硬化性脑梗死。其发病与高血压、糖尿病和血脂异常等动脉粥样硬化的危险因素相关。

　　动脉硬化性脑梗死可分为以下3类：①动脉粥样硬化处形成血栓，血栓游离并堵塞远端的脑动脉，导致顺序性栓塞（即动脉源性脑梗死）；②血栓阻塞原血管狭窄部，造成阻塞性梗死；③灌注压力低下造成血流动力学性梗死。

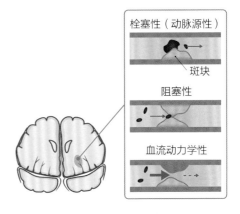

栓塞性（动脉源性）

斑块

阻塞性

血流动力学性

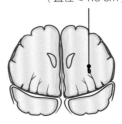

穿支动脉供血区小梗死
（直径≤1.5 cm）

腔隙性脑梗死

　　大脑深部、小脑或脑干区直径不超过1.5 cm的小梗死。高血压和年龄增加等是发病的主要因素。

相关术语

血流动力学性动脉硬化性脑梗死

　　在颅内外动脉狭窄性病变的基础上，血压降低或脱水导致脑部灌注压低下，从而出现这种梗死。

其他类型的脑梗死

● 大动脉源性脑梗死

栓子来源于升主动脉或主动脉弓处动脉粥样硬化病变的脑梗死，在高龄或高血压患者中常见，梗死灶多较小且多发。

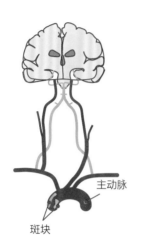

大动脉源性脑梗死（经食管超声心动图检查）

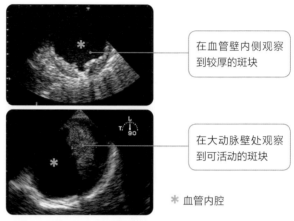

在血管壁内侧观察到较厚的斑块

在大动脉壁处观察到可活动的斑块

主动脉

斑块

＊ 血管内腔

（图片由昭和大学江东丰洲医院脑神经内科的栗城绫子先生和神谷雄己先生馈赠）

● 脑动脉夹层

动脉壁由内膜、中膜和外膜构成。脑动脉夹层是脑动脉内膜撕裂，血液进入血管壁中间，造成血管壁分层的状态。病因可以是外伤或非外伤因素，但也有不明原因的特发性情况。

通常，患者的颈部到枕部会出现剧烈的疼痛。有的患者只出现剧烈的头痛，有的患者紧接着会出现脑梗死、短暂性脑缺血发作和蛛网膜下出血等情况。脑动脉夹层是一类重要的疾病，也是年轻人发生脑卒中的原因之一。

夹层性脑动脉瘤（3D-CTA 正位像）

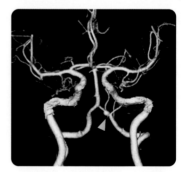

左椎动脉远端血管纤细，近末端处有动脉瘤形成（▶）。患者为 30 岁男性，因枕部剧烈疼痛就诊。影像学检查诊断为夹层性脑动脉瘤，未合并缺血性或出血性脑血管疾病。

● 反常性脑梗死

指由静脉中形成的栓子引起的脑梗死。一般情况下，静脉内的栓子通过右心系统进入肺动脉，导致肺栓塞。但是，在左、右心分流的情况下，右心系统内的血栓能够通过分流通路进入左心系统，引起脑梗死，这就是反常性脑梗死。当患者（特别是年轻患者）的脑梗死原因不明时，需要考虑这种可能。作为病因之一，卵圆孔未闭受到广泛关注。

多数情况下，该病很难通过经胸壁超声心动图检查检出，需要通过细致的经食管超声心动图检查检出。另外，与NVAF导致的脑梗死相比，反常性脑梗死灶多较小。

常见的左、右心分流疾病

· 卵圆孔未闭（patent foramen ovale, PFO）
· 肺动静脉瘘
· 房间隔缺损
· 室间隔缺损

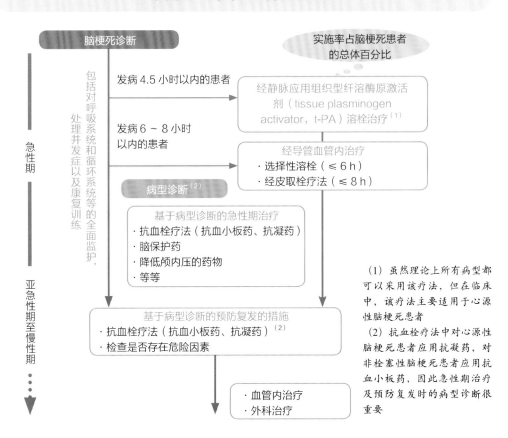

脑梗死的常规治疗流程

脑梗死诊断

实施率占脑梗死患者的总体百分比

包括对呼吸系统和循环系统等的全面监护，处理并发症以及康复训练

急性期

发病4.5小时以内的患者 → 经静脉应用组织型纤溶酶原激活剂（tissue plasminogen activator, t-PA）溶栓治疗[1]

发病6～8小时以内的患者 → 经导管血管内治疗
·选择性溶栓（≤6 h）
·经皮取栓疗法（≤8 h）

病型诊断[2]

基于病型诊断的急性期治疗
·抗血栓疗法（抗血小板药、抗凝药）
·脑保护药
·降低颅内压的药物
·等等

亚急性期至慢性期

基于病型诊断的预防复发的措施
·抗血栓疗法（抗血小板药、抗凝药）[2]
·检查是否存在危险因素

·血管内治疗
·外科治疗

（1）虽然理论上所有病型都可以采用该疗法，但在临床中，该疗法主要适用于心源性脑梗死患者

（2）抗血栓疗法中对心源性脑梗死患者应用抗凝药，对非栓塞性脑梗死患者应用抗血小板药，因此急性期治疗及预防复发时的病型诊断很重要

脑卒中的治疗方法

● **经静脉溶栓治疗（intravenous t-PA，IV-tPA）**

脑梗死超急性期存在血管闭塞，虽然神经脱落症状十分明显，但在CT图像中梗死灶很小或显示欠清。因为这种情况意味着缺血性半暗带的范围很大。因此，采用以t-PA溶栓治疗为主的血管再通治疗很合适。

IV-tPA虽然可用于所有脑梗死患者，但最适用于心源性脑梗死患者。但是由于其禁忌证或慎用情况很多，实际适用者不足10%。

⚠️ **注意！**

使用t-PA后，患者会因再灌注而出现出血性并发症，偶尔会出现巨大的颅内血肿，有时需要进行开颅血肿清除术。

t-PA 治疗前后的脑部 MRA 图像对比

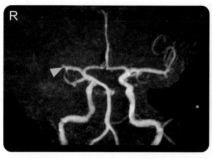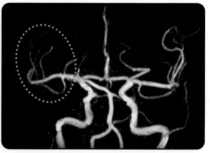

t-PA 治疗前（左）MCA 水平段（▶）闭塞，远端血管未显示。t-PA 治疗后（右）相同位置的血管再通（⸰⸰⸰）。该例患者在使用 t-PA 后 1 小时左右，神经系统症状几乎完全消失

● **血管内治疗**

包括局部纤溶疗法、血管成像术（球囊扩张血管狭窄部）和支架植入术等。为了预防颈动脉狭窄导致的缺血性脑血管疾病，多采用颈动脉支架植入术（carotid artery stenting，CAS）。

⚠️ **注意!**

　　血管扩张后颅内血流急剧增加，患者可能会出现头痛或痉挛等症状（脑过度灌注综合征），多发生于术后5日左右。为预防这种情况发生，主要进行血压管理。

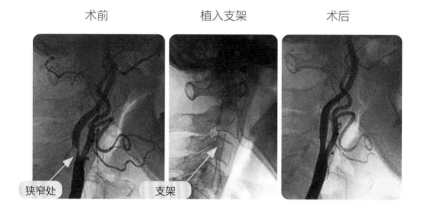

| 术前 | 植入支架 | 术后 |

狭窄处　　　　支架

● **外科治疗**

　　外科的脑动脉血管再通术包括颈动脉内膜切除术及各种搭桥手术。颈内动脉狭窄的治疗一般采用颈动脉内膜切除术（carotid endarterectomy，CEA）。

⚠️ **注意!**

CEA术后同CAS术后一样，需要注意预防或处理脑过度灌注综合征。

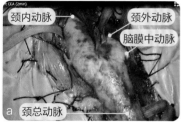
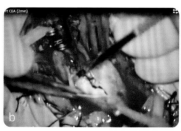
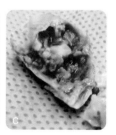

颈内动脉　　颈外动脉　　脑膜中动脉　　颈总动脉

a. 由于动脉粥样硬化，颈动脉呈黄色；b. 黄色为主的内膜和斑块；c. 被切除的内膜和斑块

（照片由昭和大学藤丘医院脑神经中心－脑神经外科的今泉阳一先生提供）

病程

脑梗死发生后，栓子溶解并向远端移动，闭塞的血管会再通。坏死组织处的血管壁的通透性增加，血管再通会加重血管源性水肿，管壁因梗死变得脆弱的血管还会破裂出血，这些被称为再灌注损伤。这种出血被称为出血性梗死，是急性期发生再灌注损伤时（第2～5日）使神经系统症状加重的预后不良因素之一。

发病期间出现出血性梗死的脑梗死病例（CT 平扫图像）

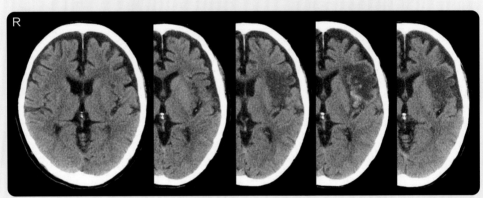

| 发病后即刻 | 数小时后 | 次日 | 5 日后 | 10 日后 |

在图像上看不到病灶　　显示出低密度的梗死灶　　5 日后在低密度梗死灶内可见高密度出血病变，这就是出血性梗死的表现

1. 心源性脑梗死

心源性脑梗死的影像学表现（CT 平扫图像）

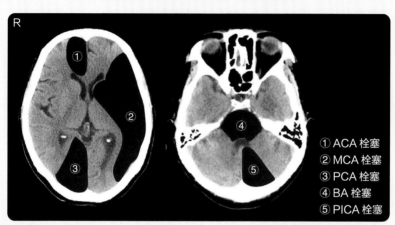

① ACA 栓塞
② MCA 栓塞
③ PCA 栓塞
④ BA 栓塞
⑤ PICA 栓塞

在CT及MRI图像中可观察到的很多病灶是累及皮质的楔形大梗死灶。这种病灶是在侧支循环通路还未形成的情况下，栓子突然堵塞了较粗大的血管造成的。

在血管图像中，能够确认栓子导致的血管闭塞的影像学改变。如果血管再通，闭塞的改变会消失，但血管闭塞时间较长会造成供血区域发生脑梗死。

MRA 图像

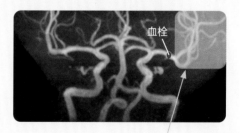

血栓

这部分无法显示

症状常以突发形式出现。除了麻痹，多数患者还会出现意识障碍、失语和失用症等大脑高级功能障碍，而且重症患者比较多。根据梗死部位或者范围的不同，患者会出现各种各样的症状。

■ t-PA 或者血管内治疗
有效的情况
■ 上述以外的重症患者
■ 上述以外的轻症患者

严重程度

重症患者合并脑水肿或
出血性梗死等

没有前兆，突然发病（白天及活动时发病较多）

注意脑疝发生！

伴有脑皮质受损症状及意识障碍等情况比较多见

后遗症

发病 — 2 周

治疗

t-PA

血管内治疗

开颅减压术 *

（静脉滴注抗凝药） —— 口服抗凝药进行预防

脑保护药降低颅内压的药物

* 小脑梗死继发急性脑积水时，需要快速进行手术。出现会导致脑疝的帐篷状大范围梗死时，应先考虑适应证

症状和病程

　　在自然病程中，闭塞的血管再通时约半数病例会出现出血性梗死，使用t-PA进行溶栓治疗时也会有大出血的情况发生，因此需要十分小心。

　　复发的病例预后很差，因此预防复发很重要。本例患者用抗凝药来预防复发。

⚠ 注意!

　　据报道心源性脑梗死很容易加重，也很容易合并感染及消化道出血等症状，特别是吸入性肺炎或尿路感染。因此要关注与发热或血液相关的检查指标。

相关术语

预防心源性脑梗死复发的抗凝药

　　迄今为止，华法林是唯一的预防药物。但最近新推出的抗凝药物（达比加群酯、利伐沙班和阿哌沙班）可以应用于非瓣膜病性房颤患者。

（1）颈内动脉栓塞导致的脑梗死

左侧 ICA 栓塞的影像学表现

CT 平扫图像（■为 ICA 供血区域）

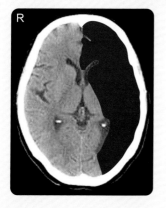

MRA 图像

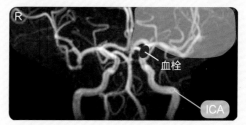

血栓

ICA

基底节水平的CT图像显示有大范围的脑梗死灶。在MRA图像中看不到栓子，病变远端的血管（▨）无法显示。

典型例子

CT 平扫图像

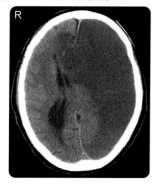

该病例的CT平扫图像中有大范围梗死灶，左侧大脑半球明显肿胀，并超过中央的大脑镰，形成扣带回疝。查体时患者有严重的意识障碍，并迅速进展为海马沟回疝，数日后脑干反射消失，患者死亡。

症状和病程

发病后，患者有严重的意识障碍，此外还可观察到偏瘫和眼同向性偏斜。

经过数日，患者脑水肿加重，并发脑疝后死亡。虽然考虑过行开颅减压术以延长患者的寿命，但是这在挽救患者生命的同时也会造成其脑功能的预后不良。

眼同向性偏斜

意识障碍

偏瘫

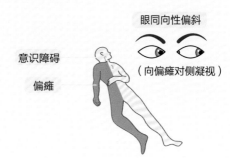

（向偏瘫对侧凝视）

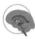

脑疝与动眼神经麻痹

与脑梗死或脑出血相关的脑水肿造成颅内压异常升高时，脑组织会进入邻近的腔室，这种情况称为脑疝。常见的脑疝包括扣带回疝、海马沟回疝和枕骨大孔疝。

ICA或MCA供血区域的脑梗死并发脑疝，是患者常见的死亡原因。其中海马沟回疝（＊）尤其重要，病灶附近的动眼神经受压会出现动眼神经麻痹。病情进展压迫脑干时，患者会出现意识障碍，随后呼吸停止。

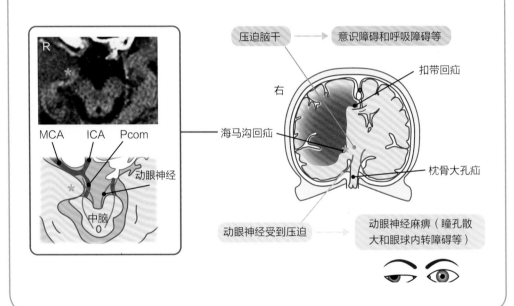

（2）大脑中动脉栓塞导致的脑梗死

左侧 MCA 栓塞的影像学表现

CT 平扫图像（■为 MCA 供血区域）

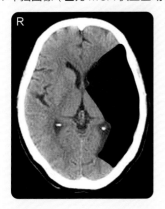

MRA 图像

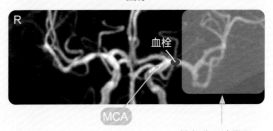

血栓

MCA

这部分无法显示

MCA栓塞导致的脑梗死在心源性脑梗死中的发生率最高。虽然MCA供血区域可以出现大范围的梗死，但是在皮质区梗死范围内因侧支循环通路（血管先天形成的侧支通路）的发育情况不同而有所差异。另一方面，分布于大脑基底节区的穿支动脉没有侧支循环通路，因此，即使闭塞部位的血管再通，基底节区域仍会残留梗死灶。

患者多数表现为轻度至中度的意识障碍，有皮质受损症状。

优势半球（通常为左侧）的梗死，常会引发失语。MCA分叉部远端血管栓塞造成的梗死灶比较局限，自MCA水平部分叉处的上行分支损伤者多会出现运动性失语，下行分支损伤者多会出现感觉性失语。

⚠️ **注意!**

在治疗过程中，需要注意动眼神经麻痹（脑疝的症状）或出血性脑梗死的出现。

MCA上行分支梗死
主要出现运动性失语（Broca失语）和明显的上肢偏瘫。

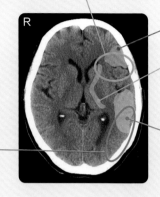

Broca区

内囊
控制自主运动的主要神经通路

Wernicke区

MCA下行分支梗死
主要出现感觉性失语（Wernicke失语）和上四分盲（外上象限有盲区，由放射冠受损导致）。

典型例子

MCA 上行分支主干栓塞（CT 平扫图像）

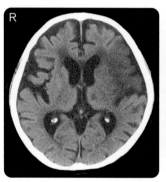

左侧额叶和颞叶处可见低密度梗死灶

MCA 下行分支主干栓塞（CT 平扫图像）

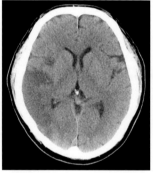

右侧颞叶处可见低密度梗死灶

MCA 水平部栓塞导致穿支供血区域梗死（DWI）

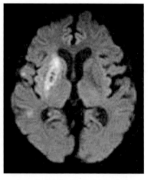

MCA 水平部分支外侧的 LSA 供血区域梗死。梗死灶呈高信号，其中心区的低信号可能是出血后的改变

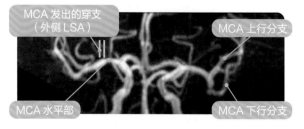

MCA 发出的穿支（外侧 LSA）

MCA 上行分支

MCA 水平部

MCA 下行分支

相关术语

外侧 LSA

MCA 发出多条分支，分为内侧群和外侧群，内侧群分支供应壳的内侧和苍白球，外侧群分支供应尾状核和豆状核外侧。

（3） 大脑后动脉栓塞导致的脑梗死

图像特点

左侧 PCA 栓塞的影像学表现

CT 平扫图像（■为 PCA 供血区域）

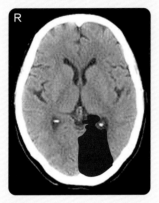

MRA 图像

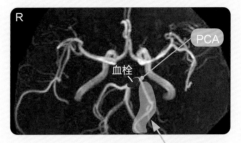

这部分无法显示

基底节水平PCA供血区域位于CT平扫图像的下方靠内侧的位置。该区域属于枕叶，后者包含了第一视觉区。

典型例子

CT 平扫图像

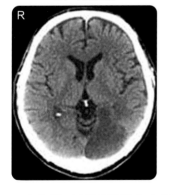

左侧枕叶处可见低密度梗死灶。该病例虽然出现了右侧同向性偏盲，但并没有出现运动麻痹。

症状

枕叶的第一视觉区受损的患者多会出现偏盲。根据损伤部位的不同，有时患者也会出现视觉失认等大脑高级功能障碍。PCA发出的供应海马和丘脑的分支血管受损时，患者还会出现健忘。这个区域的局限性梗死，通常不会导致运动麻痹，也不用担心脑疝的发生。

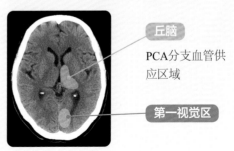

丘脑

PCA分支血管供应区域

第一视觉区

（4）大脑前动脉栓塞导致的脑梗死

左侧 ACA 栓塞的影像学表现

CT 平扫图像（■为 ACA 供血区域）

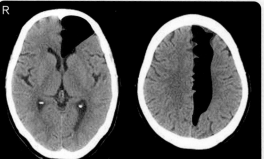

MRA 图像

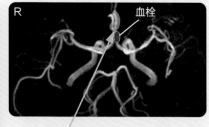

血栓

这部分无法显示

ACA 自颈内动脉发出，走行于大脑半球内侧，供应大脑半球内侧面的额叶及顶叶区域。因此，在图像中需要观察基底节水平的前部和半卵圆中心水平的内侧区域。

CT 平扫图像

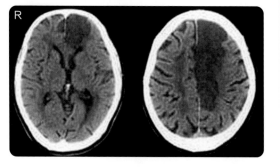

在左侧额叶至顶叶处可见低密度梗死灶。

患者出现严重的下肢麻痹，而且会出现额叶受损的症状。

额叶损伤
除了活动性低下，决策障碍，患者还容易出现下肢麻痹或尿失禁

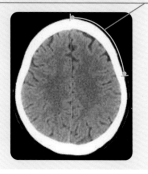

（5） 椎基底动脉栓塞导致的脑梗死

VBA 栓塞的影像学表现

CT 平扫图像（■为 VBA 供血区域）

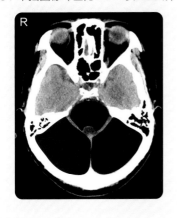

MRA 图像

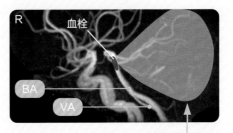

这部分无法显示

椎基底动脉（vertebro-basilar artery，VBA）栓塞时，除了脑干外，小脑、枕叶和丘脑等部位也会出现梗死。在这种情况下，除了脑干水平，还需要观察基底节等水平。如果梗死灶比较局限的话，可能会在多个区域出现病变。

CT 平扫图像

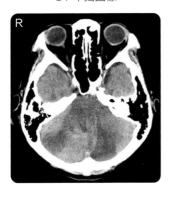

在脑桥及两侧小脑半球处可见低密度梗死灶。该患者出现了严重的意识障碍和四肢麻痹。

症状

患者常以眩晕作为前驱症状发病。基底动脉栓塞患者多数会出现严重的意识障碍、四肢麻痹和各种各样的脑干症状，预后不良。基底动脉远端的栓塞会导致基底动脉尖综合征。

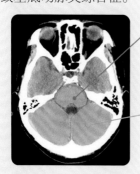

脑桥

很多神经纤维走行于该区域，与四肢运动和（或）感觉、眼球运动、瞳孔功能和意识等相关。

小脑

与维持肌紧张和（或）平衡，以及调整四肢运动相关。损伤时，患者会出现行走障碍、眼球震颤和运动失调等症状。

相关术语

基底动脉尖综合征（top of basilar artery syndrome）

基底动脉远端发生栓塞时，PCA 的供血区域（包括中脑、丘脑、枕叶和额叶）出现梗死，患者表现出各种各样的神经系统症状，如眼球运动障碍、瞳孔异常、嗜睡、谵妄、幻觉、偏盲和健忘等。

症状和病程

对于合并急性脑积水的小脑梗死患者，需尽快行开颅减压术。

⚠ 注意!

小脑梗死患者即使刚发病时意识清晰且症状较轻，随后也可能会进展为急性脑积水。因此，发病后观察患者意识状态的变化十分重要。

发病当日的梗死灶并不是很清晰，3 日后在右侧小脑下后动脉供血区域可观察到清晰的梗死灶，同时可观察到脑室扩大的脑积水表现。这是梗死伴随水肿导致第四脑室受压阻塞，脑脊液循环障碍所致。本例患者及时接受了开颅减压术，治疗较顺利。

小脑梗死后继发急性脑积水（CT 平扫图像）

发病当日

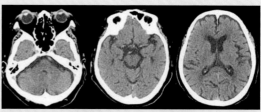

3 日后

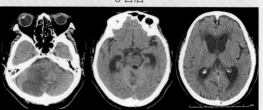

行开颅减压术后

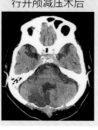

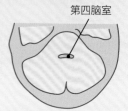

第四脑室

2. 动脉硬化性脑梗死

动脉硬化性脑梗死的影像学表现

CT 平扫图像

3D-CTA 图像

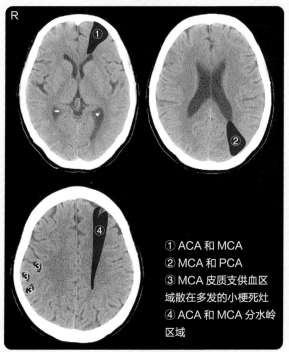

① ACA 和 MCA
② MCA 和 PCA
③ MCA 皮质支供血区域散在多发的小梗死灶
④ ACA 和 MCA 分水岭区域

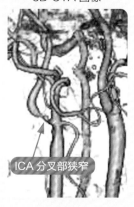

ICA 分叉部狭窄

在CT或MRI中，中-大范围的脑梗死多位于动脉供血区域的交界处（分水岭梗死）。在图像中也可观察到皮质中多发的小梗死灶。

典型例子

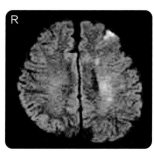

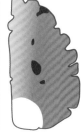

　ACA 供血区域
■ MCA 供血区域
■ 分水岭区域
● 梗死灶

可观察到多发的高信号梗死灶，梗死灶分布于ACA和MCA分水岭区域。

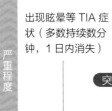

■ t-PA 或血管内治疗有效的情况
■ 上述情况以外的重症患者
■ 上述情况以外的轻症患者

出现眩晕等 TIA 症状（多数持续数分钟，1 日内消失）

发病数日后，病情有阶段性加重的倾向

突然发病

严重程度

后遗症

发病　　　　　　　　　　　　　　2 周

注 并发症吸入性肺炎是死因

t-PA

血管内治疗

静脉滴注抗凝药
静脉滴注或口服抗血小板药 → 口服抗血小板药进行预防

脑保护药降低颅内压的药物

症状

发病突然，许多患者会出现阶段性病情加重的情况。有时也会出现短暂性脑缺血发作。

ICA狭窄时，在颈部能听到血管杂音。

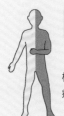

偏瘫，麻木，失语，构音障碍

根据梗死部位不同症状多种多样

基本上不存在意识障碍

病程和治疗

急性期治疗应用抗凝药或抗血小板药，慢性期为了预防复发应用抗血小板药。

⚠ **注意!**

动脉硬化性脑梗死的梗死灶会进行性扩大，因此需要密切观察症状的变化。另外，在考虑到血流动力学因素的情况下，需要注意头部向上抬起时血压下降，梗死灶可能会扩大。

3. 腔隙性脑梗死

腔隙性脑梗死的影像学表现

CT 平扫图像

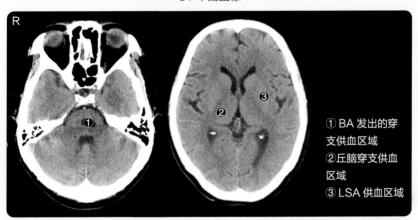

① BA 发出的穿支供血区域
②丘脑穿支供血区域
③LSA 供血区域

在CT或MRI中，能够观察到直径小于1.5 cm的小梗死灶。大脑基底节、丘脑和脑桥等的穿支动脉供血区域是好发部位。

在血管的影像学检查（如MRA、CTA、脑血管造影和血管超声检查）中无法观察到造成腔隙性梗死的细小穿支动脉闭塞。

典型例子

丘脑外侧腔隙性脑梗死（DWI）

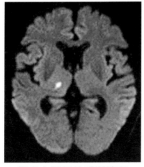

患者左侧躯体感觉障碍

豆状核后部的腔隙性脑梗死（DWI）

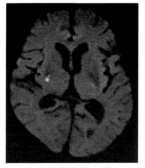

该患者自觉无异常（无症状性）

放射冠腔隙性脑梗死（DWI）

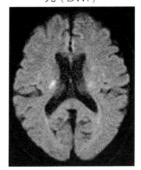

患者左侧躯体轻度偏瘫

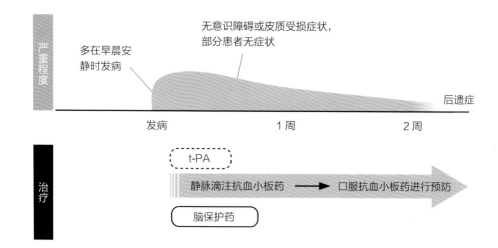

症状

典型表现为与梗死部位相对应的腔隙性脑梗死综合征，患者不出现意识障碍或皮质受损的症状。由于腔隙性脑梗死的病灶较小，患者会表现出无症状。此外，多发性腔隙性脑梗死也会成为血管性痴呆或血管性帕金森综合征的病因。

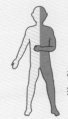

偏瘫、麻木、失语和构音障碍等

根据梗死部位不同，症状多种多样

基本上不存在皮质受损症状或意识障碍

原因

高血压作为危险因素，与腔隙性脑梗死密切相关。此外，糖尿病和血脂异常等也与之密切相关。多数情况下穿支血管玻璃样变性是发病的原因，但是微小动脉粥样硬化性病变或微小栓塞也是其可能的原因。

相关术语

腔隙性脑梗死综合征

与梗死的部位相关的一系列特征性临床症状被称为腔隙性脑梗死综合征。典型的症状包括纯运动性偏瘫综合征、纯感觉性卒中、运动失调性偏瘫、构音障碍手笨拙综合征和手口综合征等。手口综合征表现为同侧口周和手部感觉障碍。

短暂性脑缺血发作

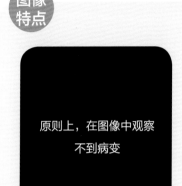

原则上，在图像中观察不到病变

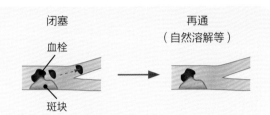

闭塞　　　　　　再通（自然溶解等）

血栓

斑块

虽然从短暂性脑缺血发作（transient ischemic attack，TIA）的定义来看，症状和体征在24小时内消失，在影像中也仅限于无法观察到的急性期脑梗死灶，但是近年来这种观点在逐渐发生变化。实际上，在DWI中也可观察到微小梗死灶。

症状

TIA是局部脑缺血导致的短暂性脑功能障碍，其症状也是一过性的。

颈内动脉系异常引起的TIA会导致一过性视力障碍（一过性黑蒙）。椎基底动脉异常引起的TIA多数会导致眩晕症状，有时会引起锁骨下动脉盗血综合征。

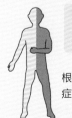

视力障碍、偏瘫或半身麻木、失语和构音障碍等

根据梗死部位的不同症状多种多样

基本上不存在皮质受损症状或意识障碍

治疗

为预防复发，可根据病情（血栓性TIA还是栓塞性TIA等），在控制危险因素的基础上使用抗血小板药或抗凝药。

血管严重狭窄或内科治疗不能完全控制发病的情况下，可考虑血管内治疗或外科治疗。

⚠️ 注意!

即使不治疗，短时间内症状也会消失，因此无论是患者还是其家属都容易轻视TIA。早期就诊是必要的，另外还要改善生活习惯，包括持续服药、控制饮食、运动和戒烟等。

病程

半数脑梗死病例是在TIA发生后48小时内发病的。因此，同脑梗死急性期一样，急性脑血管综合征（acute cerebrovascular syndrome; ACVS）也应该引起大家的注意。

ABCD评分是用于评估TIA预后的简单评分量表。4分以上者的脑梗死风险很高。

		项目	得分
A	年龄	60岁以上	1
B	血压	高于 90/140 mmHg	1
C	症状	偏瘫	2
		构音障碍（不伴偏瘫）	1
D	症状持续时间	60分钟以上	2
		10～59分钟	1
	糖尿病	有	1

专栏

一过性黑蒙（amaurosis fugax）

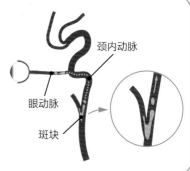

颈动脉发出的分支——眼动脉供应眼部血液，因此，当颈动脉斑块的微小栓子流向眼动脉（→），视网膜的血供会中断，患者会出现一过性单眼视力丧失，这被称为一过性黑蒙。

专栏

锁骨下动脉盗血综合征（subclavian steal syndrome）

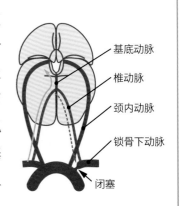

锁骨下动脉发出左、右2条椎动脉，向颅内汇合成一条基底动脉，供应脑部（→）。但是，锁骨下动脉近端闭塞的话，其远端血流中断。由于虹吸效应，对侧未闭塞椎动脉血流不向颅内供血，反而逆行流向患侧锁骨下动脉远端（患侧上肢），出现盗血。这种情况下，上肢运动时会诱发眩晕等椎基底动脉供血区域的缺血症状。临床上也有根据双上肢脉压发现这一综合征的。

脑出血

脑出血的影像学表现

CT 平扫图像

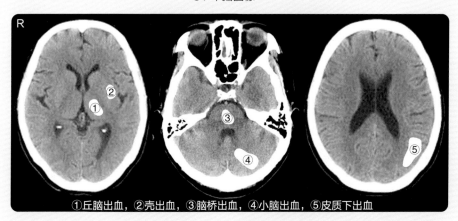

①丘脑出血，②壳出血，③脑桥出血，④小脑出血，⑤皮质下出血

少数情况为原发性脑室出血，另外脑内出血可向脑室内进展（破入脑室）。

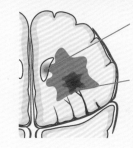

破入脑室

穿支动脉（外侧豆纹动脉、丘脑穿支动脉和丘脑膝状体动脉等）出血的情况比较多

原因

虽然脑出血的原因有很多，但多数是在高血压的基础上出现的高血压性脑出血，后者是由穿支小动脉硬化出现血管坏死或破裂造成的。

其他原因包括脑淀粉样血管病、血管瘤、脑动静脉畸形、脑动脉瘤、烟雾病、脑肿瘤、血管炎和凝血障碍等。

相关术语

脑淀粉样血管病

指淀粉样物质沉积于脑血管壁上的一类疾病，经常在高龄或阿尔茨海默病患者中出现，他们常会出现皮质下大量出血。

61

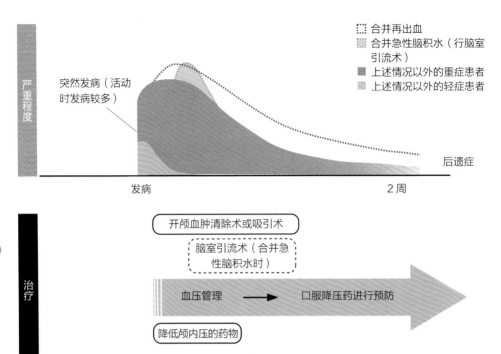

症状和病程

患者突然出现局灶性神经症状，常常伴有头痛。无论是何种类型的脑出血，只要有血肿破入脑室或者出现较大的脑疝的情况，就提示预后不良。

⚠ 注意!

控制血压，尽可能不使血肿继续增大，这一点十分重要。对正在服用抗血小板药物和抗凝药物的患者要特别注意，因为这类患者的血肿很容易增大。

治疗

根据出血的部位以及出血量判定是否需要进行开颅血肿清除术。发生皮质下出血、壳出血和小脑出血时可进行手术治疗。

丘脑出血和脑干出血不适合手术治疗。另外，瞳孔散大且对光反射消失以及给予甘露醇等降低颅内压的药物后无改善的重症患者一般也不适合手术治疗。

对于高血压性脑出血患者，控制血压预防再次出血十分重要。

1. 壳出血

CT 平扫图像

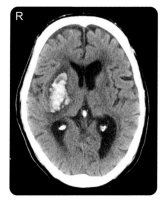

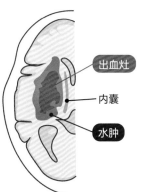

出血灶

内囊

水肿

以壳为中心的高密度出血灶，周围伴密度稍低的水肿。本例出血灶压迫内囊，所以患者出现躯体左侧偏瘫。

　　虽然患者会出现偏瘫及半身感觉障碍，但通常偏瘫的严重程度超过感觉障碍。

　　大量出血会造成意识障碍和眼向病变侧同向性偏斜等症状。出血量超过30ml的情况适合进行血肿清除术。

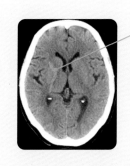

内囊

壳出血压迫内囊，容易出现典型的偏瘫

半身感觉障碍、麻痹

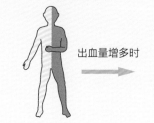

出血量增多时

意识障碍，眼同向性偏斜

偏瘫的严重程度超过感觉障碍

眼向患侧同向性偏斜

2. 丘脑出血

CT 平扫图像

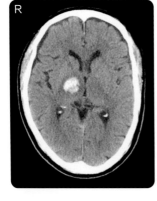

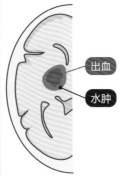

出血

水肿

丘脑处有高密度出血灶，周围伴稍低密度水肿。本例患者除了感觉障碍外，由于内囊受压还出现了左侧躯体偏瘫。

症状和治疗

虽然患者会出现偏瘫及半身感觉障碍，但与偏瘫程度相比，感觉障碍会更严重一些。

病变累及脑干上部时，患者会出现瞳孔或眼球运动异常。双眼向下凝视鼻尖是重要的临床表现。患者有时还会出现丘脑性失语。

通常，丘脑出血不适合外科血肿清除术，主要是采用药物疗法。

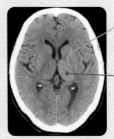

内囊

如果受压，患者出现偏瘫

丘脑

偏身感觉障碍是最容易出现的单侧功能障碍

偏身感觉障碍

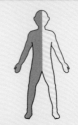

出血累及脑干上部

双眼向下凝视鼻尖

感觉障碍的程度超过偏瘫

3. 脑桥出血

典型例子

CT 平扫图像

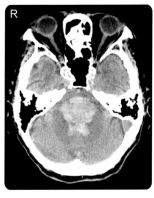

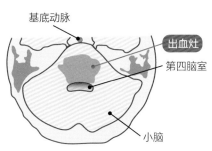

基底动脉

出血灶

第四脑室

小脑

脑桥几乎完全表现为高密度出血灶。大约在第四脑室的位置可以看到血液破入该区域，预测该例患者将会出现脑积水。

症状和治疗

通常可以根据瞳孔异常或眼球浮动等眼部症状做出诊断。大出血会导致突然昏迷，危及生命。另外，脑桥出血很容易导致四肢麻痹，重症患者在昏迷状态下伴有四肢麻痹的同时，常常会出现去大脑强直。

脑桥出血通常不适合外科治疗。

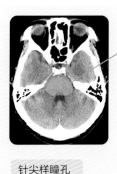

脑桥

与四肢运动与感觉、眼球运动、瞳孔功能和意识等相关

突然地意识障碍
四肢麻痹
去大脑强直

针尖样瞳孔

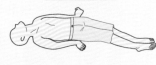

眼球浮动

相关术语

去大脑强直

指中脑或脑桥的两侧受损，脑干与上部脑组织间的联系被切断的状态。四肢的伸肌紧张亢进，呈强直性伸展体位。双上臂伸直，前臂内旋，手关节轻度屈曲。双下肢各关节伸直，足底跖屈。

4. 小脑出血

CT 平扫图像

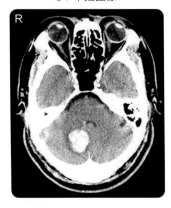

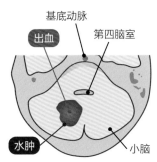

基底动脉

出血

第四脑室

水肿

小脑

右侧小脑半球表现为高密度出血灶，周围伴稍低密度水肿。

除了眩晕、呕吐和头痛外，临床表现为以小脑性运动失调或眼震为首发症状的小脑症候群。出血灶最大径在3cm以上或者合并脑积水的情况适合采用血肿清除术。

⚠️ **注意!**

如果出血破入第四脑室，需要注意患者可能会出现急性脑积水。

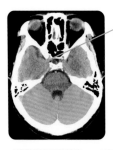

小脑

与维持肌紧张/平衡，以及调整四肢运动相关。损伤时，患者会出现行走障碍、眼震和共济失调等症状

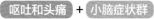

呕吐和头痛 + 小脑症状群

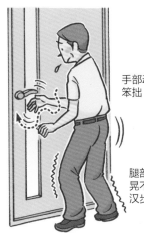

手部动作笨拙

腿部行走摇晃不稳（醉汉步态）

小脑性共济失调

5. 皮质下出血

典型例子

CT 平扫图像

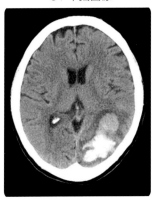

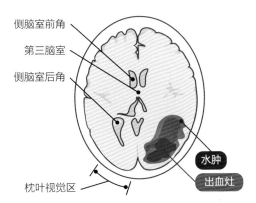

侧脑室前角
第三脑室
侧脑室后角
水肿
出血灶
枕叶视觉区

左侧顶叶至枕叶皮质下区域表现为高密度出血灶，周围伴稍低密度水肿。左侧脑室后角受压消失。

症状

根据出血部位的不同，患者可出现头痛、运动麻痹、痉挛和失语等不同的神经脱落症状。顶叶最常出血，较大的血肿会造成意识障碍。

为了预防脑疝发生，可进行血肿清除术。

原因

除了高血压以外，微小动脉，脑动、静脉畸形，脑淀粉样血管病以及肿瘤等也会造成皮质下出血。年轻患者的病因多为脑动、静脉畸形，而高龄患者的病因多为脑淀粉样血管病。

相关术语

神经脱落症状

某些部位的神经组织受损时，该区域神经负责的功能就会出现障碍。

注意！

脑血管的损伤程度时刻在变化

　　患者白天自脑卒中护理中心入院。入院后直接进行CT检查，在接近右侧脑室的放射冠区可观察到比较小的出血灶（▶）。但是，数小时后进行的CT检查发现，血肿明显增大并破入右侧脑室，紧急进行的血肿清除术拯救了患者。患者因失眠服用了镇静催眠药，但护士发现患者意识不清并且左侧偏瘫情况加重，然后向值班医师汇报，因此及早发现了病情的进展。

　　就像这样，即使轻微的脑血管损伤，在住院期间也有可能加重。需要定期观察患者，包括其意识状态。同时还要注意镇静催眠药的使用情况。

入院时的 CT 平扫图像   入院后数小时的 CT 平扫图像

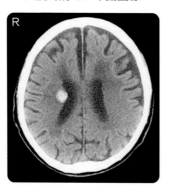 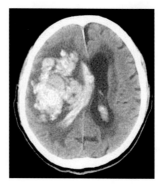

对脑卒中患者的观察和评估

● 了解患者有无神经系统症状并观察其变化

了解患者入院时神经系统症状，包括意识状态、瞳孔、运动情况和语言功能等。住院期间密切观察患者神经系统症状是否有变化。这样有助于早期发现病变可能出现的变化或有无复发。

● 了解患者全身情况并观察其变化

很多并发症也会造成脑卒中患者死亡，因此必须监测患者的生命体征。脑卒中伴有意识障碍或吞咽障碍的患者特别多，因此并发吸入性肺炎是常见问题。而且还需要注意预防包括肺栓塞在内的全身栓塞症。

● 了解既往病史

脑卒中患者多数患有以高血压或心脏疾病为主的各种各样的基础疾病。了解患者的现病史和既往病史非常重要，有助于预测心律不齐、缺血性心脏病和心功能不全等情况的发生。

● 预防压疮和关节挛缩

为了防止并发失用性关节挛缩或压疮，脑卒中患者应遵循尽早下床、尽快开始康复训练的治疗原则。发病后需要经常变换患者的体位，并训练其关节的活动范围。

● 预防跌倒

高龄者伴有夜间谵妄、麻痹、行走障碍和平衡功能受损的情况也很多，因此要预防患者跌倒或跌落，仔细评估受伤情况。在给予镇静催眠药时需要更加注意。

为了防止事故发生，不仅要注意床周围的环境，也需要考虑患者房间的位置以及厕所引导设施。

蛛网膜下腔出血

图像特点

CT 平扫图像

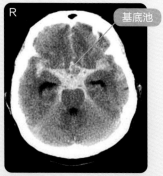

颈内动脉分叉部动脉瘤（血管造影）

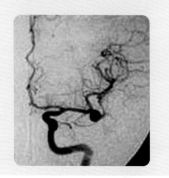

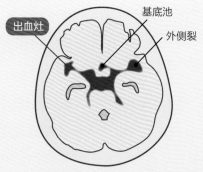

由于蛛网膜下腔出血好发于颈内动脉－后交通动脉分叉部、前交通动脉和大脑中动脉分叉部等部位，在图像中首先观察脑干水平是否有异常。

在CT图像中，基底池或大脑外侧裂间处可见高密度影。像这样，通常低密度的脑脊髓液腔发生蛛网膜下腔出血时呈高密度。

好发部位

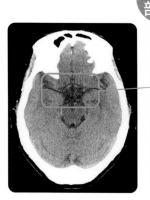

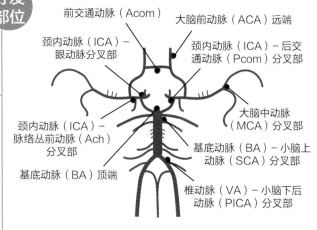

前交通动脉（Acom）
大脑前动脉（ACA）远端
颈内动脉（ICA）－眼动脉分叉部
颈内动脉（ICA）－后交通动脉（Pcom）分叉部
大脑中动脉（MCA）分叉部
颈内动脉（ICA）－脉络丛前动脉（Ach）分叉部
基底动脉（BA）－小脑上动脉（SCA）分叉部
基底动脉（BA）顶端
椎动脉（VA）－小脑下后动脉（PICA）分叉部

治疗和病程

严重程度

突然发病（活动时发病较多）

- ⬚ 合并再出血
- ⬚ 合并脑血管痉挛
- ▨ 合并脑积水
- ▰ 上述情况以外的重症患者
- ▱ 上述情况以外的轻症患者

后遗症

发病　　　　　1 周　　　　　2 周

治疗

开颅手术（供血动脉夹闭术）	用 3H 疗法预防和治疗血管痉挛

血压管理

降低颅内压的药物：镇痛、镇静	脑脊液分流术

原因

　　蛛网膜下腔出血主要由脑动脉瘤破裂导致。其他原因还包括动静脉畸形、烟雾病和脑血管炎等，约占脑卒中病因的10%。

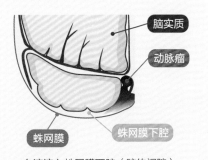

脑实质

动脉瘤

蛛网膜

蛛网膜下腔

血液流入蛛网膜下腔（脑的间隙）

71

症状

患者发病时出现剧烈头痛，疼痛程度如被棍棒重击一样，出现颈项强直等脑膜刺激症状。由于部位不同，脑动脉瘤破裂前压迫周围组织造成不同的脑神经症状（如因动眼神经麻痹发现了颈内动脉-后交通动脉分叉部的动脉瘤）。

可根据症状严重程度进行分类。

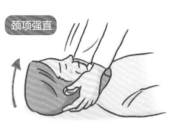

颈项强直

头部前屈时，颈部有明显的阻抗感

Hunt-Hess 分类（1968）

级别	特征
Ⅰ级	没有症状，或轻度头痛及轻度颈项强直
Ⅱ级	虽然会出现中度至重度头痛和颈项强直等，但没有脑神经麻痹以外的神经系统症状
Ⅲ级	嗜睡状态，错乱状态，轻度局灶神经体征
Ⅳ级	昏睡状态，中度至重度偏瘫，早期除大脑强直外还伴有自主神经功能障碍
Ⅴ级	深昏迷状态，去大脑强直，濒死状态

世界神经外科医师联盟分类（1983）

级别	GCS	运动障碍
Ⅰ级	15 分	−
Ⅱ级	13～14 分	−
Ⅲ级	13～14 分	+
Ⅳ级	7～12 分	+/−
Ⅴ级	3～6 分	+/−

注：GCS 为格拉斯哥昏迷量表。

治疗

应尽早进行治疗。动脉瘤夹闭术是常规的治疗方法。另外，动脉瘤栓塞术以及动脉瘤剥离术等也是常用的开颅治疗方法。此外血管介入治疗最近也被临床应用。

术前管理：需要注意颅内再出血和颅内压升高导致脑疝等情况的发生，在控制血压的同时，给予降低颅内压的药物并对患者进行镇痛和镇静治疗。

术后管理：需要预防脑血管痉挛的发生，可给予盐酸法舒地尔（钙离子拮抗剂）静脉滴注，还可采用3H疗法（增加血容量、升高血压、稀释血液）、脑池穿刺引流和注射奥扎格雷钠等措施。另外还可采用经皮血管内成形术治疗血管痉挛。

合并脑水肿时，可采用分流术进行治疗（脑室腹腔分流术或腰椎蛛网膜下腔腹腔分流术）。

MCA 分叉部动脉瘤夹闭术

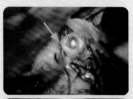

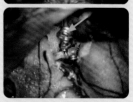

病程

蛛网膜下腔出血导致血液附着于脑血管周围，血管因受到刺激出现痉挛。出血量或动脉瘤破裂次数越多，越易出现严重的脑血管痉挛。

⚠️ **注意！**

脑血管痉挛会并发脑梗死（发病后3～14天，特别是第8～10天）。另外，蛛网膜下腔出血后1周内（特别是24小时内）易再次发生出血，因此在这个时间段内需要密切观察病情。

蛛网膜下腔出血并发症及其随时间的变化

发病当日	2周后	45日后	2个月后

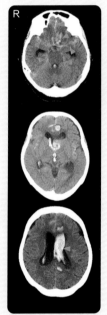
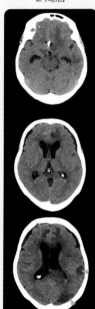
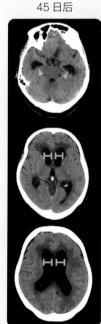
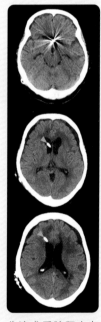

额叶内侧、颅前部大脑半球间、两侧大脑外侧裂、侧脑室和第三脑室（►）处显示有高密度的出血灶。随后在MRA检查中发现动脉瘤，治疗采用开颅脑动脉瘤夹闭术

左侧额叶及颞叶（►）处显示有低密度的脑梗死灶

脑室扩大（►，Ｈ），合并脑积水

分流术后脑积水有所缓解，在图像中能够看到分流的引流管（►）

观察 MRA

开颅脑动脉瘤夹闭术后	血管痉挛治疗 1 个月后

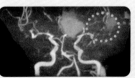
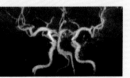

以左侧 MCA 为中心，血管不规则且轮廓不清，说明并发了血管痉挛造成的脑梗死

血管痉挛得到明显缓解

其他脑血管病变

1. 静脉窦血栓

典型例子

发病后即刻		肝素静脉滴注后
T₂WI	T₂WI	T₂WI

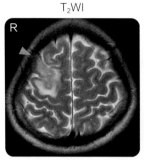

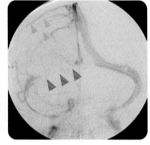

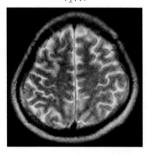

　　患者发病后即刻进行了MRI检查，右侧额叶病灶（▶）呈高信号。脑血管扫描显示右侧横窦（▶）不清晰，皮质静脉（▶）淤滞。行肝素静脉滴注治疗，1周后T₂WI图像中的病灶几乎消失。

原因

　　发生静脉血栓栓塞后，患者会出现静脉性脑梗死或脑出血。虽然口服避孕药、使用激素、妊娠和生产相关血液凝固功能亢进等可造成静脉血栓，但是不明原因的血栓情况也不少见。

　　其中，上矢状窦血栓最常出现，横窦和海绵窦等也会出现血栓。

症状和治疗

　　除了头痛、呕吐、痉挛和意识障碍等症状外，患者有时还会出现脑局部症状。

　　急性期可采用肝素抗凝治疗，慢性期可采用华法林抗凝治疗。

2. 高血压性脑病

典型例子

FLAIR 像

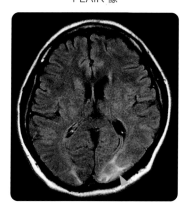

在MRI图像中，能够看到可逆性后部白质脑病综合征（reversible posterior leukoencephalopathy syndrome，RPLS）或可逆性后部白质脑综合征（posterior reversible encephalopathy syndrome，PRES）的影像改变（►）。病变通常是可逆的，采用适合的治疗方法后，在症状缓解的同时病变消失是它的特点。另外，后循环支配的区域是典型的发病区域，但是在其他部位也会出现。

原因

高血压、急性肾损伤或妊娠高血压综合征等患者，会出现血压的明显升高。脑血流急速上涌，同时血管通透性增加，出现脑水肿。

症状和治疗

血压急速升高，伴头痛、视力障碍、痉挛和意识障碍等症状。严格的血压管理是治疗的基础，再加上适当的后续治疗可以缓解症状，不留后遗症。

⚠️ **注意！**

对颅内高压综合征患者，需要密切观察其血压变化。

第 4 章
症状和脑部影像

意识障碍

图像特点

　　意识的维持与上行网状激活系统（自延髓经脑干上行至丘脑的神经通路）和丘系系统（上述神经纤维到达丘脑后，向大脑皮质区传递信息的通路）相关。因此当发生可造成脑干部位损伤的脑血管病变时，患者会出现意识障碍。

　　脑干部位的脑血管病变容易导致意识障碍。另外，大脑半球大范围的脑血管病变、幕上局限性病变和双侧丘脑内侧特定部位的损伤会造成严重的意识障碍。

出现严重意识障碍的脑卒中患者的影像学表现

严重的脑梗死（CT 平扫图像）

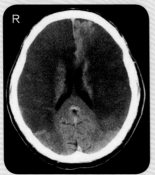

双侧大脑半球出现大范围的
低密度区

丘脑梗死（DWI）

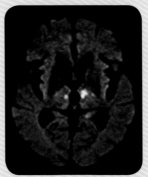

双侧丘脑显示为高信号区。椎基
底动脉栓塞造成双侧丘脑梗死

脑桥出血（CT 平扫图像）

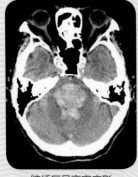

脑桥区呈高密度影

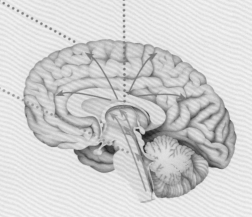

补充说明

意识障碍时瞳孔和呼吸的变化

　　脑干是维持生命活动的重要部位。延髓除了维持意识外，还是呼吸和循环的中枢。因此需要密切注意可能直接造成脑干损伤的脑血管病变，以及脑疝可能造成的继发性损伤。

　　床旁监护除了根据日本昏迷量表（Japan Coma Scale，JCS）和格拉斯哥昏迷量表（Glasgow Coma Scale，GCS）监测意识水平变化外，观察记录瞳孔、对光反射和呼吸状态等的变化也十分重要。

间脑受损时瞳孔缩小，一侧损伤时出现霍纳综合征，对光反射（＋）

  中脑

中脑受损时，瞳孔位于中间位（直径 4～5 mm），瞳孔常不等大，对光反射（－）

 动眼神经

动眼神经受损时瞳孔散大，上睑下垂，眼球向内、上、下转动受限，对光反射（－）

 脑桥

脑桥受损时瞳孔呈针尖样，对光反射（＋）

 中脑被盖

中脑被盖受损时，瞳孔散大（直径 5～6 mm）且呈正圆形，对光反射（－），睫状体－脊髓反射（＋）

潮式呼吸（又称陈－施呼吸）

由大脑半球深部或间脑病变等导致

深快呼吸和呼吸暂停间隔出现，周而复始

中枢神经源性过度通气

由中脑下部至脑桥上部被盖损伤等导致

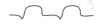

1 分钟呼吸 25 次以上

长吸式呼吸

由脑桥中部至下部被盖损伤等导致

充分吸气后，呼吸暂停 2～3 秒，然后再呼气，周而复始

丛集性呼吸

由脑桥下部至延髓上部损伤等导致

连续不规则的呼吸后呼吸停止，周而复始

呼吸紊乱

由延髓下部损伤等导致

呼吸频率、幅度和节律均不规则

眩晕

图像特点

多数是由小脑及脑干（中脑、延髓和脑桥）等后循环血管损伤造成的。很多脑干部的小梗死灶在CT图像中无法显示，通过MRI来观察比较好。

因眩晕而就诊的脑梗死患者的颅内病变分布（T$_2$WI 图像）

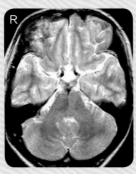
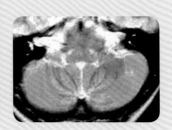

🏷 特点

眩晕虽然是脑卒中少见的主诉，但也是不可忽视的重要症状。

脑卒中造成的眩晕多数是非旋转性（非前庭性）的，脑干中的前庭神经核受损时，患者出现的是旋转性眩晕。造成眩晕的原因各种各样，当存在构音障碍等其他神经症状时，脑卒中的可能性比较大（如小脑梗死的症状除了眩晕外，还有头痛、呕吐、构音障碍和四肢/躯体共济失调等症状）。

脑卒中的眩晕症状最少持续20分钟，通常会持续2~3小时。

补充说明

头痛和脑卒中

导致头痛的常见脑血管疾病为蛛网膜下腔出血。蛛网膜下腔出血会引起急性剧烈头痛。脑出血也常引起头痛。

虽然头痛不是脑梗死的前兆症状，但后循环脑梗死常引起头痛。

考虑伴有头痛的脑血管病变时，不能忘记静脉系统病变的可能。另外，脑动脉夹层也会造成头痛或颈部疼痛，这个情况也需要考虑到。

痉挛发作

图像特点

虽然脑卒中导致的痉挛发作与脑卒中后癫痫发作并不是同一概念，但在此以痉挛发作进行总结。

无论是脑出血还是脑梗死，脑卒中合并痉挛发作的情况多涉及脑皮质病变。

出现迟发型痉挛的脑梗死患者的脑部图像

脑梗死初期

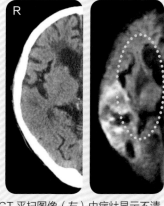

发病 1 年后（痉挛发作时）

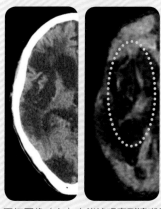

CT 平扫图像（左）中病灶显示不清。DWI（右）中右侧顶叶可见片状高信号

CT 平扫图像（左）中能够观察到清晰的低密度梗死灶。DWI（右）中该区域呈低信号，是陈旧性梗死灶

🏷 特点

老年患者最常见的癫痫病因是脑卒中。除典型的痉挛发作外，非痉挛性的也有很多，病变在右侧时患者表现出意识障碍、失语和麻痹等症状。另外，发作后意识不清的状态会持续数小时至数日。

对于脑卒中造成的痉挛发作，根据发作的时间可分为早期发作的早发性痉挛发作（early seizure）和发病2周后出现的迟发性痉挛发作（late seizure），后者更多见。累及皮质的脑血管病变很容易引起迟发性痉挛发作。

早发性痉挛发作　　迟发性痉挛发作

发病　　　　　2周

81

失语

图像特点

CT 平扫图像

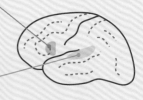

Broca区（运动性语言中枢）

Wernicke区（感觉性语言中枢）

通常在优势半球（通常为左侧）的语言中枢受损时出现。众所周知的语言中枢包括运动性语言中枢（Broca区）和感觉性语言中枢（Wernicke区）。另外，与它们相连的弓状束、角回等受损时，患者也会出现各种不同的失语。

◆ Broca 区（运动性语言中枢）

该部位受损的患者，能够理解对方的话，但自己想说的话难以用语言表达，对话不是很流畅。由于损伤范围不同，患者常伴有对侧（通常为右侧）相应部位的偏瘫。

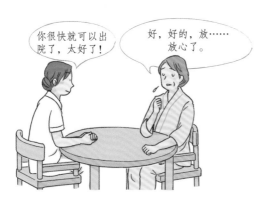

相关术语

优势半球

　虽然优势半球与优势手相关，但 90% 以上是左侧大脑半球。

Broca 失语病例（DWI）

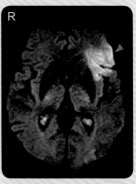

可观察到自左侧额叶后部至颞叶的高信号区

Wernicke 区（感觉性语言中枢）

　　该部位受损的患者无法理解对方的话，常答非所问，但语言流畅。由于损伤范围不同，患者常伴有对侧的同向性偏盲。

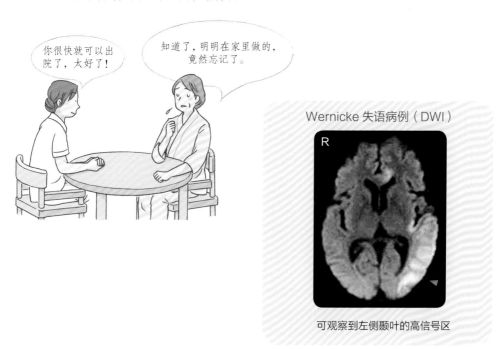

你很快就可以出院了，太好了！

知道了，明明在家里做的，竟然忘记了。

Wernicke 失语病例（DWI）

可观察到左侧颞叶的高信号区

其他类型的失语

　　如果Broca区和Wernicke区广泛受损，患者会出现完全性失语。其他类型的失语包括传导性失语、健忘性失语、经皮质运动性失语和感觉性失语等。右侧大脑半球的语言中枢受损时，患者也会出现失语。

⚠️ **注意！**

失语不包括构音障碍。

相关术语

交叉性失语

　　右利手者右侧大脑半球受损时出现的失语，称为交叉性失语。

对失语患者的护理

了解患者入院时神经系统的情况，包括意识状态、瞳孔、有无运动麻痹和语言功能等。住院期间密切观察患者神经系统的情况是否有变化，有助于早期发现病变导致的失语，如患者想要说的话无法表达出来、言语混乱和与他人对话容易精疲力竭。与失语患者接触时不要着急，耐心地倾听特别重要。

对于无法理解对话的患者，可以通过观察其注意力是否集中来判断其对对话的理解程度。另外还有以下几种方法。

- 必要时可使用单个词语或较短的语句，缓慢且清晰地说出来。
- 采用肢体动作，或指着对象物说话。
- 用文字或图画进行说明。

诸如此类的努力必不可少。

不同类型失语的区别

	说话	理解对话	复述	被叫名字	书写	诵读 / 理解文字
完全性失语	不流畅	×	×	×	×	× / ×
Broca 失语	不流畅	△	×	△	×	× / △
Wernicke 失语	流畅	×	×	×	×	× / △
传导性失语	不定	○	×	△	△	△ / △
健忘性失语	流畅	○	○	×	×	△ / △
经皮质运动性失语	不流畅	○	○	△	△	△ / ○
经皮质感觉性失语	流畅	×	○	×	×	× / ×

注：×—能力丧失；△—部分能力丧失；○—能力保留。

失用

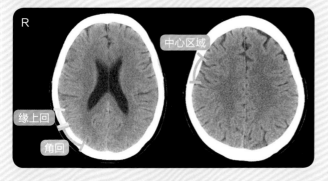

R　中心区域

缘上回

角回

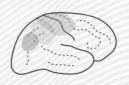

■ 观念运动性失用的责任病灶
■ 观念性失用的责任病灶
■ 肢体运动性失用的责任病灶

主要由顶叶病变造成，额叶或胼胝体的病变也会引起失用。

🏷 观念运动性失用

口头给予"再见""打个招呼"和"模仿磨牙"等简单的动作指令后，患者能理解口语指令的含义，但不能按照指令正确地完成该动作。但有时在无意识的情况下，患者可以完成这些动作。

病灶位于左侧顶叶的缘上回以及左侧顶上小叶皮质下和（或）皮质时，患者双手都会出现症状。

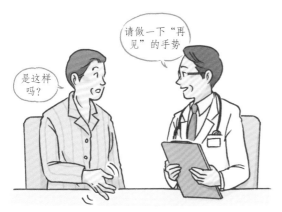

请做一下"再见"的手势

是这样吗？

相关术语

失用症

　　指对于指令动作都能正确地理解，但不能正确执行的状态，是局灶性脑损伤造成的后天性运动障碍，但不能用运动麻痹、不随意运动、共济失调、感觉障碍和精神症状等来解释。

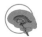

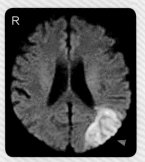

观念运动性失用患者的 DWI

左侧角回呈高信号（►）

◐ 观念性失用

指对复杂动作丧失正确观念的一种失用。患者可以完成"便笺纸折三下"的动作，但让其完成"把便笺纸折三下再放入信封里"这样连续的动作时，患者会做出仅将信封折三下或不把便笺纸放入就封上信封的动作。像这样进行多个组合动作（系列动作）时，患者会弄错动作的顺序或者行为的对象，这是由于对运动的概念本身理解有障碍。

病灶位于左侧顶叶后部，也就是以左侧角回为中心的区域，双手会产生相同的症状。

◐ 肢体运动性失用

指肢体失去执行精细动作的能力，但完成一般的简单动作并无困难的一种失用。患者对于抓硬币和扣扣子等熟练的动作出现运动障碍（笨拙化）。责任病灶位于对侧中央回区域（包含中央沟在内前、后的区域）。

补充说明

对失用患者的护理

失用患者清楚自己"做不到"的事情。为了不伤及患者自尊心，可以委婉或不经意地帮助患者，也可提醒患者不要慌张。另外，让患者慢慢地进行也很重要。

| 专　栏 | |

常见的失用

● 结构性失用

指对操作空间的形态分析存在缺陷的行为障碍。患者无法画图。另外，写生和搭建立方体等均不能很好地完成。结构性失用患者大多无法进行彩绘和模仿手势等。

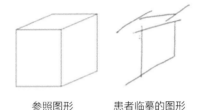

参照图形　　　患者临摹的图形

结构性失用由顶叶受损造成，据说左侧和右侧顶叶出现异常导致的失用形式不太一样。

● 面-口失用

患者不能做吹口哨和咂嘴等动作。口舌部和面部也会出现观念运动性失用。但是与延髓麻痹不同，这并非运动神经核受损造成的。

● 穿衣失用

患者分不清衣服的表里，弄错衣服的搭配，严重时不会穿上或脱下衣服。患者无法分清衣服的各部分和自己身体的空间位置关系，但不包含偏侧空间忽略的症状。穿衣失用多由右侧顶叶受损造成。

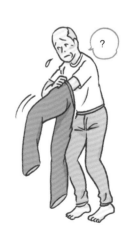

失认

与视觉性失认相关的部位（CT 平扫图像）

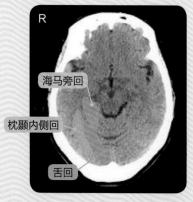

视觉性失认主要与第一视觉区所在的枕叶
的病变相关，多数是双侧发病

与听觉性失认相关的部位（CT 平扫图像）

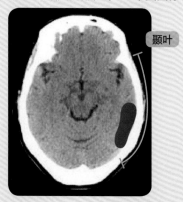

听觉性失认主要与第一听觉区所在的颞叶
的病变相关，通常为双侧发病或左侧发病

与触觉性失认相关的部位（CT 平扫图像）

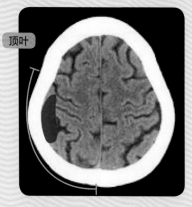

触觉性失认主要与第一感觉区所在的顶叶
的病变相关，通常为单侧发病

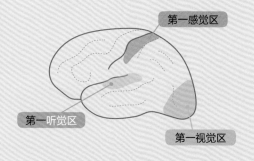

相关术语

失认

指患者不能通过某一种感觉（如视觉或听觉）辨识物体，但能通过其他感觉来辨识物体的状态。但
是这种状态并不是会妨碍认知能力的意识障碍或完全性智力低下，患者主要的感知觉功能正常。

◗ 视觉失认

指仅靠视觉无法进行辨识，但是通过听觉和触觉等其他感觉能够立刻做出判断的状态。患者的视力方面没有问题。

视觉失认中，患者看到家人等熟悉的面孔但无法辨识的状态，称为面孔失认。

大脑将视网膜收集的视觉信息，按照颜色、形状和位置等要素进行处理分析，将其转化为一种综合信息。因此，根据视觉信息对应部位的不同，视觉失认可分为面孔失认、物体失认和空间失认（街道失认和路线失认）等。

路线失认相关的部位（CT 平扫图像）

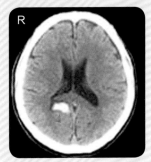

该患者因不知道如何从经常走的道路回家而到医院就诊。在 CT 平扫图像中可观察到胼胝体压部后方（▶）有脑出血

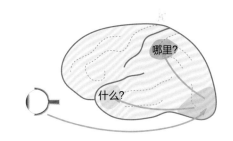

面孔失认：看到熟悉的面孔时无法辨识，但听到声音时知道对方是谁

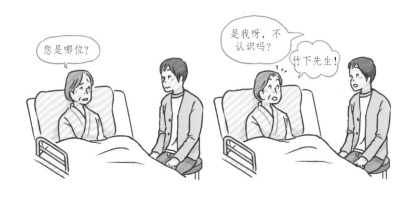

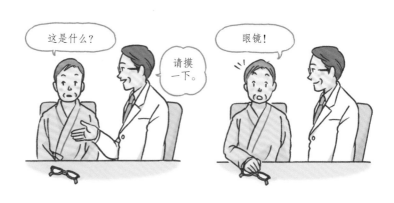

物体失认：看到物体时无法辨识，但触摸到物体时知道该物体是什么

听觉失认

　　指患者能够听到声音，但不能识别声音的情况。既有不能分辨非语言性声音的情况，也有不能识别语言性声音的情况。

　　与失语不同，听觉失认患者能够读懂文字，故可以进行笔谈。

⚠️ **注意!**

　　听觉失认是指患者无法辨识声音，即使在患者耳边大声说话，其也无法理解，这样做反而会给患者带来不快。

触觉失认

　　指可以触摸物体，但无法辨认物体的状态。患者通常通过视觉来辨认物体，所以几乎没有患者因此就诊。

补充说明

失认患者的护理

失认患者多数没有自觉症状，但容易被周围人误认为患有认知障碍。但这些患者可通过其他感觉进行正确地认知。

要向患者和家属说明具体是哪种感觉认知出现了问题，并提醒他们注意。因此，出现视觉失认时，可通过其他未受损的感觉认知进行弥补，尽量保证患者日常生活不受影响。

专　栏

交叉性感觉障碍和分离性感觉障碍

面部、躯干和四肢麻木以及感觉障碍等左、右两侧交叉出现的情况称为交叉性感觉障碍。这是延髓梗死造成的延髓背外侧综合征的典型症状。同一部位有某种感觉障碍，而其他感觉仍保存的状态称为分离性感觉障碍。

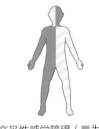

交叉性感觉障碍（■为损伤部位）

出现交叉性感觉障碍的脑梗死患者的 DWI

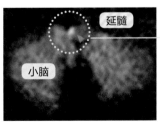

延髓外侧的高信号区为梗死灶（▶）

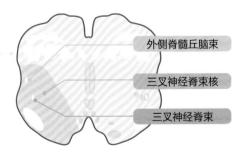

外侧脊髓丘脑束

三叉神经脊束核

三叉神经脊束

偏侧空间忽略

图像特点

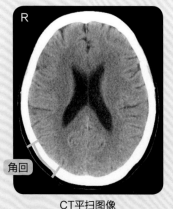

角回

CT平扫图像

有时CT平扫图像中的责任病灶并不清晰，因此要着重观察右侧大脑半球，特别是顶下小叶后部（角回）。

右侧大脑半球出现大范围脑卒中时，患者常出现此症状。

特点

对于受损侧所有的感观（视觉、听觉和触觉等），大脑半球均无法识别。也可以将偏侧空间忽略理解为失认的一种。

这类患者经常在吃饭的时候不吃置于左侧的食物或剩下盘子左侧的食物等。不仅是视野，患侧的注意力也是有缺陷的。但是多数情况下，患者本人并无察觉。

⚠ 注意!

患者不小心撞到了左侧的人或墙壁，以及不顾及左侧肢体的情况就移动轮椅等，可能会导致事故。因此，提醒患者注意患侧十分重要。另外，和患者说话时不要站在患侧。

专 栏

Gerstmann综合征（又称角回综合征）

指左侧顶叶角回附近受损引起的综合征。典型表现为手指失认、左右定向力障碍、计算不能和书写不能等症状组合出现，但上述所有的症状并不一定都出现。

角回是视觉、躯体感觉、运动和语言等功能的联合区，因此该部位的损伤会引起多种症状。

运动麻痹

图像特点

　　负责自主运动的锥体束（又称皮质脊髓束），主要起于大脑第一躯体运动区的神经细胞，下行经过半卵圆中心和放射冠，在内囊、中脑（大脑脚）、脑桥（基底部）和延髓（椎体）处，部分神经纤维交叉至对侧。因此，这些部位的脑血管病变会造成对侧的麻痹。

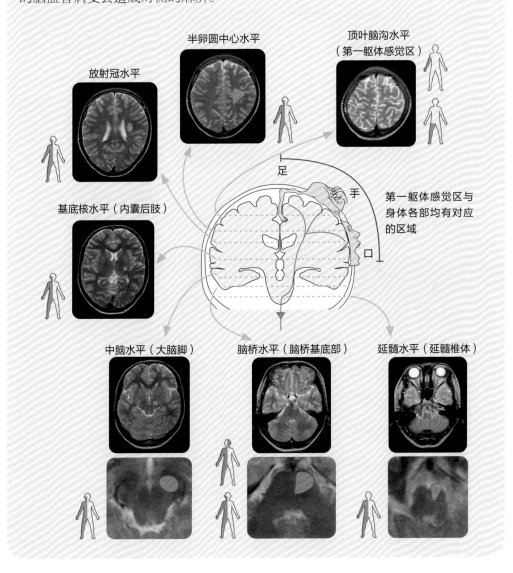

放射冠水平

半卵圆中心水平

顶叶脑沟水平
（第一躯体感觉区）

基底核水平（内囊后肢）

足

手

口

第一躯体感觉区与
身体各部均有对应
的区域

中脑水平（大脑脚）

脑桥水平（脑桥基底部）

延髓水平（延髓椎体）

📛 特点

许多脑血管病变会造成偏瘫。根据病变部位和范围的不同，患者会出现上肢或下肢的偏瘫、单瘫或局限性瘫痪等。有时还会出现四肢瘫痪、截瘫和交叉性瘫痪等。

脑卒中造成的偏瘫虽然可能累及面部，但通常只是下半部分瘫痪（核上瘫）。面神经所在的脑桥下部出现的血管病变，会引起病变同侧面肌的完全性瘫痪（核下瘫）以及同侧和对侧偏瘫（交叉性瘫痪）。

⚠️ 注意！

瘫痪的初期，患者的肌张力往往较低（迟缓性瘫痪），之后肌张力增高（痉挛性瘫痪），甚至出现挛缩。因此，从急性期开始对瘫痪部位的关节进行被动运动十分重要。

另外，患者下肢瘫痪时很容易跌倒，因此在活动的时候，最好不要穿拖鞋。

出现运动系麻痹的脑梗死患者的 DWI

偏瘫（延髓腹内侧梗死）

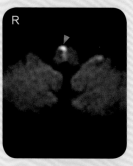

偏瘫（脑桥腹内侧梗死）

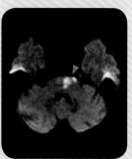

偏瘫（放射冠梗死）

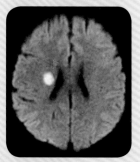

四肢瘫痪（脑干两侧大脑脚梗死）

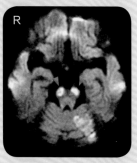

脑干接近两侧锥体束通路，故脑干的血管病变可能会造成四肢瘫痪

手局限性瘫痪（第一躯体运动区梗死）

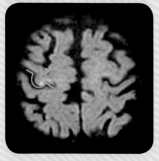

支配手部运动的区域位于第一躯体运动区的倒"Ω"型脑沟前方。该病例的这个部位出现了梗死，造成患者小指局限性瘫痪

补充说明

瘫痪的评估

瘫痪的评估方法有很多，应根据患者的状态来选择。

对于有意识的患者可采用Barre试验或Mingazzini试验。嘱患者将双侧上肢向上举，瘫痪侧的典型表现为上肢旋前且肘部屈曲。检查下肢时嘱患者呈仰卧位，上抬并屈曲两小腿，使双侧髋关节与膝关节屈曲90°并保持，瘫痪侧的小腿会先落下。

对于无意识的患者，检查者抬起患者的上肢或下肢然后松手，肢体马上掉落的一侧为瘫痪侧。观察患者对疼痛的反应也是一种方法，瘫痪侧对疼痛刺激没有反应。其他的评估方法还有采用t-PA进行溶栓治疗时被广泛应用的美国国立卫生研究院卒中量表（National Institute of Health Stroke Scale，NIHSS），评估上肢或下肢的上举时间以及评估握力等方法。

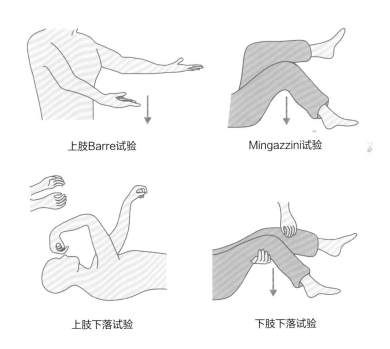

上肢Barre试验   Mingazzini试验

上肢下落试验   下肢下落试验

局限性瘫痪、截瘫和交叉性瘫痪

● 局限性瘫痪

第一躯体运动区对应着身体各部位。这个区域的局灶性损伤，会造成身体对应部位的局限性瘫痪。

● 截瘫

指双下肢瘫痪。由支配下肢的两侧锥体束受损造成，在脑卒中患者中非常少见。

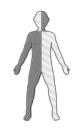

交叉性瘫痪
（ ■ 为病变部位）

● 交叉性瘫痪

指脑干部的病变导致头部和四肢的瘫痪在左、右两侧交叉出现的情况。例如，向面神经核下行的神经纤维在脑桥下部完全交叉至对侧，而向四肢下行的神经纤维在椎体交叉前并不交叉至对侧，因此脑干部病变会造成同侧的面肌瘫痪以及对侧的上肢和下肢瘫痪。

共济失调

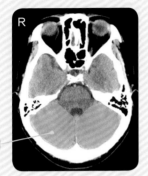

CT平扫图像

小脑

在接诊脑血管病变患者时，常遇到小脑损伤造成的共济失调（小脑性共济失调）的情况。小脑性共济失调患者还会出现脑干（与小脑联络）病变。

此外，共济失调还包括与小脑保持密切联系的前庭系统受损造成的共济失调（前庭性共济失调），以及深感觉障碍造成的共济失调（感觉性运动失调）。前庭神经核位于脑干延髓的外侧。

特点

运动失调是指虽然没有出现运动麻痹，但患者无法控制运动，动作笨拙，有站立或行走障碍的状态。

发生小脑性共济失调时，患者常会出现身体摇晃不稳、眩晕和口齿不清等症状。此外，还会出现手足运动失调的情况，比如无法按照自己的想法行动等。这是由协同运动和拮抗肌的运动协调障碍造成的。

有时会同时发生运动麻痹和共济失调。虽然都是共济失调，但它们还是有些不同的。

出现小脑性共济失调的脑血管病变患者的 CT 平扫图像

右侧小脑梗死

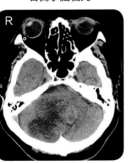

右侧小脑出血

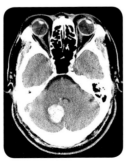

小脑受损时，会出现同侧的小脑性共济失调。因此上述病变会造成右侧小脑共济失调

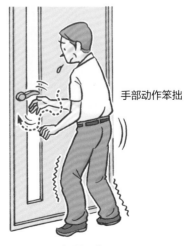

手部动作笨拙

摇晃不稳

不自主运动

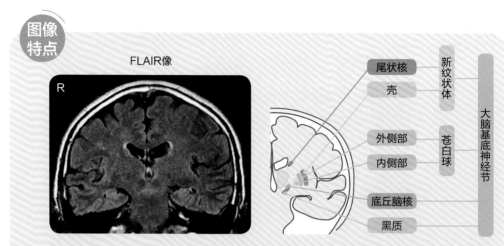

图像特点

FLAIR像

尾状核 ┐
壳 ┘ 新纹状体

外侧部 ┐
内侧部 ┘ 苍白球

底丘脑核

黑质

大脑基底神经节

多数情况下，不自主运动由底丘脑核和新纹状体等部位的比较小的脑血管病变引起。

特点

临床常见的不自主运动有舞蹈样动作、偏侧性投掷运动、手足徐动、扭转痉挛、震颤和肌阵挛等。

不自主运动既可以突然或急性发病，也可以数月后才出现症状。急性期出现的不自主运动在数月内自然缓解的情况很多。在脑卒中发病过程中或作为后遗症，不自主运动不被发现的情况比较少。

颈内动脉狭窄严重的患者，在极少的情况下，会因TIA出现肢体不自主运动（肢体颤抖综合征）。

不自主运动	特点
偏侧投掷运动	患者伸出上肢和下肢，做出像投掷一样的大幅度动作，速度又快又有力。单侧多见
手足徐动	患者无法维持一定的姿势，出现不规则屈曲样徐动性运动，不间断进行，可出现在面部、手指、手腕和足部
扭转痉挛	患者以一定节律进行比较缓慢的不自主运动。以躯干扭曲样异常姿势为特点
震颤	患者身体的一部分或者全身出现一定节律的不自主运动。精神紧张时情况加重
肌阵挛	典型表现为突发的、短促的、闪电样的不规则肌肉收缩。脑血管（特别是位于脑干处的）病变，有时会引起软腭节律性收缩（即腭肌阵挛）等不自主运动

血管性帕金森综合征

CT平扫图像

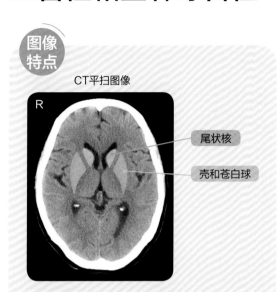

尾状核

壳和苍白球

多数患者双侧大脑基底节（壳、苍白球和尾状核）等部位有多发小梗死灶。

特点

患者出现手足震颤、肌肉强直和步态异常等。

帕金森综合征药物治疗的效果不佳。目前没有特异性治疗，一旦发病症状会一直存在。

⚠️ 注意！

帕金森综合征和帕金森病的名字有些相似，但它们的临床表现有很大的不同。虽然都有小步幅碎步行走的表现，但帕金森综合征患者行走时双脚向外打开，呈八字步。另外，帕金森病患者会出现肌肉强直的症状，但静止性震颤很少见。

相关术语

静止性震颤

肌运动静止时出现的震颤（如放于膝上的手指不断颤动），帕金森病患者常常出现这种症状。

血管性帕金森综合征患者的 T_2WI

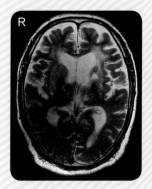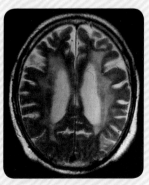

在双侧基底节区可观察到多发的腔隙性脑梗死的高信号。另外，脑室周围白质有大范围的 T_2 稍高信号的缺血性改变

眼球运动障碍和眼部症状

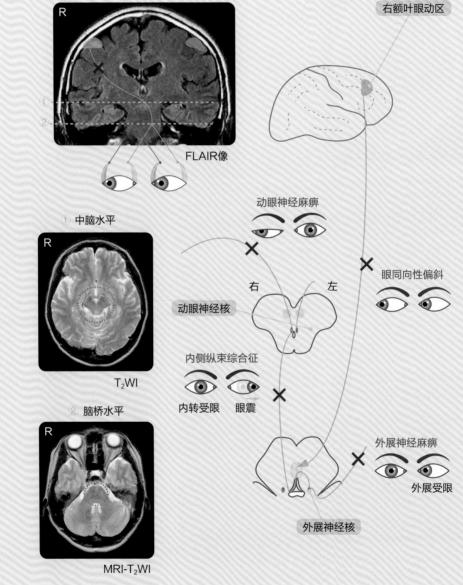

💿 水平性眼同向性偏斜

指双侧眼球向一侧持续性偏斜凝视，患者通常伴有意识障碍。水平方向上的眼球运动（水平性同向运动）由大脑皮质至脑桥的神经通路以及脑桥侧视中枢-脑桥旁正中网状结构（paramedian pontine reticular formation，PPRF）调节，上述结构的损伤会导致水平性眼同向性偏斜。

幕上脑卒中会导致向病灶同侧凝视的眼同向性偏斜。而幕下脑卒中常导致向病灶对侧凝视的眼同向性偏斜。

向病灶反侧（偏瘫侧同侧）凝视的眼球同向性偏斜

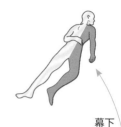

幕下

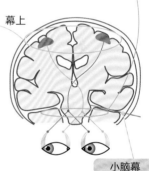

幕上

小脑幕

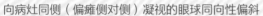

向病灶同侧（偏瘫侧对侧）凝视的眼球同向性偏斜

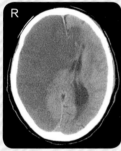

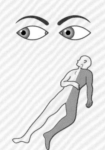

CT平扫图像

💿 **垂直性眼同向性偏斜**

向下方的垂直性眼同向性偏斜指眼球向下或向内下方的同向性凝视，是丘脑出血的特征性表现，它在代谢性疾病中有时也会出现。

向上方的垂直性眼同向性偏斜在链式呼吸的无呼吸期、癫痫发作时和生理性睡眠闭眼时（生理性贝尔现象）会出现。

双眼向内下方凝视

🏷 反向偏斜

指一侧眼球向（内）下方偏斜，另一侧向（外）上方偏斜。

脑桥的血管病变（特别是脑桥梗死）经常引起反向偏斜。中脑病变、延髓病变和小脑出血有时也会引起该症状。

眼偏斜

🏷 眼球浮动

指眼球向下眼睑方向迅速下沉，然后间歇性上浮的状态。眼球下沉时瞳孔被完全遮盖住，十分明显。

脑桥出血时患者常出现该症状，并且常常伴有针尖样瞳孔。

眼球浮动

↓ 眼球急速下视

↓ 缓慢会恢复到原位置

🏷 内侧纵束综合征

指内侧纵束（media longitudinal fasciculus，MLF）受损时出现的综合征，又称核间性眼肌瘫痪。

单侧MLF综合征表现为，向健侧注视时病变侧眼球不能内转，健侧眼球外展时出现单眼性眼震。通常辐辏反射无障碍。

双侧MLF综合征表现双眼球无法同时向内转，每只眼球外展时均出现眼震。

MLF综合征

→

眼震

相关术语

辐辏反射

指注视迅速靠近的物体时，双眼向内侧转动的动作。

由脑梗死造成的 MLF 综合征病例（DWI）

脑桥

梗死灶　内侧纵束

小脑

第四脑室

脑桥的内侧纵束区梗死灶

上睑下垂

表现为上睑下垂，眼裂狭小。患者为了缓解症状，额肌会过度收缩，从而出现明显的前额皱纹。

除了动眼神经麻痹外，霍纳综合征也会引起上睑下垂。动眼神经麻痹会造成瞳孔散大，而霍纳综合征会引起瞳孔缩小。另外，它们的病因也不相同。动眼神经麻痹造成的上睑下垂，是由副交感神经纤维损伤造成提上睑肌麻痹导致的。而霍纳综合征引起的上睑下垂，是由交感神经损伤造成上睑的睑板肌麻痹导致的。

动眼神经麻痹、外展神经麻痹和滑车神经麻痹

支配眼球运动的神经很少单独出现麻痹，通常伴有其他的神经系统症状。在伴有偏瘫的情况下，偏瘫对侧出现眼球运动障碍（交叉性瘫痪）。

⚠️ **注意！**

脑动脉瘤，特别是颈内动脉-后交通动脉分叉部的动脉瘤容易引起该症状。另外，这也是幕上大范围脑卒中患者出现海马沟回疝的早期症状，注意不要忽视。

右侧动眼神经麻痹的典型病例

· 患侧眼球内转受限导致外斜视
· 上睑下垂
· 瞳孔散大

相关术语

海马沟回疝与动眼神经麻痹

颞叶内侧海马越过小脑幕出现海马沟回疝，周围的动眼神经受到压迫，出现动眼神经麻痹。

脑梗死造成的单纯性动眼神经麻痹病例（DWI）

R　中脑

右侧动眼神经

动眼神经核

梗死灶

可观察到中脑右上部的梗死灶

霍纳综合征

指由患侧上睑下垂、瞳孔缩小、面部少汗或无汗等症状组成的综合征，由自丘脑下部至眼球的交感神经通路受损引起。

自丘脑下部至脑桥、延髓的交感神经下行通路的肿瘤、出血、梗死等的中枢性损伤，常见的是延髓背外侧综合征（又称Wallenberg综合征）。

霍纳综合征

· 上睑下垂
· 瞳孔缩小

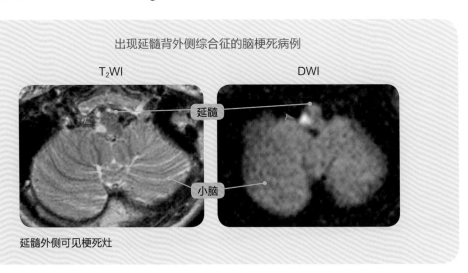

出现延髓背外侧综合征的脑梗死病例

T₂WI　　　　　　　　　　DWI

延髓

小脑

延髓外侧可见梗死灶

相关术语

延髓背外侧综合征

由延髓外侧梗死造成的综合征。除了霍纳综合征的症状外，患者还出现旋转型眩晕、眼震、吞咽困难、嘎声和四肢共济失调等症状。

视力和视野损伤

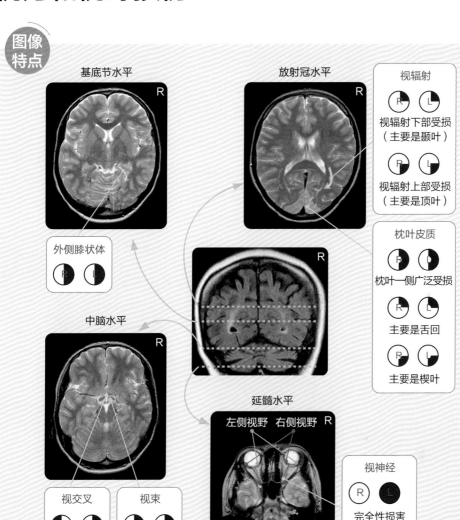

图像特点

基底节水平

放射冠水平

视辐射

视辐射下部受损（主要是颞叶）

视辐射上部受损（主要是顶叶）

外侧膝状体

枕叶皮质

枕叶一侧广泛受损

主要是舌回

主要是楔叶

中脑水平

延髓水平

左侧视野　右侧视野

视交叉　视束

视神经

完全性损害

部分损害

（中央图片为FLAIR像，其他图片为T₂WI）

双侧视神经鼻侧半（内侧半）的纤维在视交叉处交叉到对侧，因此右视野的信息（➡）传递到左脑，左视野的信息（➡）传递到右脑（左眼的右视野信息与右眼的左视野信息之间并不交叉传递）。在信息传递的过程中，视束的大部分纤维止于丘脑的外侧膝状体，而后形成视辐射，投射至枕叶的第一视觉区（Brodmann 17区）。

🏷 特点

脑卒中患者出现的视野损害多为半盲或1/4象限盲。像右图这样，上方视野信息主要由投射颞叶的视辐射传递，该部位的损伤会引起视野的上1/4象限盲。另一方面，下方视野信息主要由投射顶叶的视辐射传递，该部位的损伤会引起视野的下1/4象限盲。

垂体病变（如垂体卒中等）造成耳侧半盲，颈动脉狭窄造成眼动脉缺血，出现一侧眼部视物障碍（如一过性黑蒙等）。另外，双侧枕叶皮质或视辐射受损时，双目完全失明（皮质盲）。

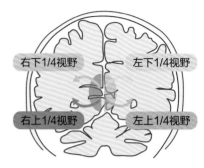

右下1/4视野　　左下1/4视野

右上1/4视野　　左上1/4视野

经过枕叶的头部冠状位示意图

一名出现偏盲的脑梗死患者的头部影像

CT平扫图像

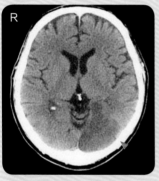

T₂WI

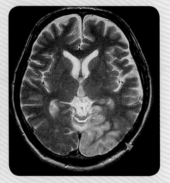

DWI

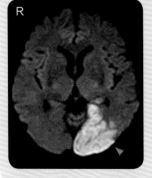

可观察到左侧枕叶梗死灶（▶）。该例患者出现右同侧偏盲。枕叶病变广泛，对侧也出现了同侧偏盲。

相关术语

一过性黑蒙

一只眼的视力突然受损，数分钟至数十分钟后恢复正常。这是 TIA 的典型表现，颈动脉病变来源的栓子造成眼动脉栓塞是主要病因之一。

皮质盲和安东盲目症（Anton's blindness）

无法意识到皮质盲，认为自己能够看到，对看不到的东西也很坦然的状态称为安东盲目症。这是病态失认的一种。

构音障碍

图像特点

除了小脑或脑干，多发性脑血管病变也容易导致该症状。各个部位的病变（甚至幕上的局限性病变）也会造成构音障碍。

单纯性构部障碍病例（DWI）

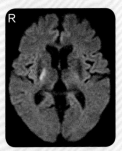

可观察到内囊膝部旁有局限性高信号

特点

患者无法发出作为语言表达的声音，发生构音错误或混有其他声音。患者对语言的理解以及对内容的思考都不存在问题。如果不存在四肢麻痹，其书写能力也没有问题。

可出现麻痹性和失调性等类型的构音障碍，因病变部位不同，具体临床症状也不同。仅出现构音障碍的腔梗综合征称为单纯性构音障碍，发生在放射冠、内囊膝部、内囊后脚、脑桥基底部、小脑蚓部和大脑皮质等部位的单纯性构音障碍都被报道过。

多发性脑血管病变出现假球性麻痹时也会引起构音障碍。

专栏 延髓麻痹和假性延髓麻痹

延髓麻痹和假性延髓麻痹都会引起构音障碍和吞咽困难，但是病变的部位不一样。

延髓麻痹是指舌咽神经（第Ⅸ对脑神经）、迷走神经（第Ⅹ对脑神经）、舌下神经（第Ⅻ对脑神经）下位运动神经元或者咽、喉、舌部肌肉出现功能障碍。舌咽神经、迷走神经和舌下神经的运动神经核团位于延髓，后者呈球状，故延髓麻痹又称为球麻痹。

假性延髓麻痹是指延髓以上的部位（上位运动神经元）受损导致的功能障碍，特别是双侧功能损伤。

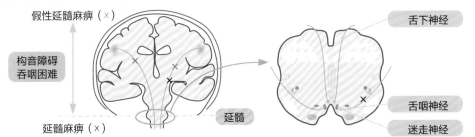

吞咽困难

图像特点

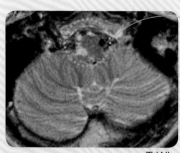

T₂WI

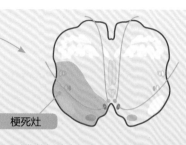

梗死灶

延髓背外侧综合征中，舌咽神经以及迷走神经的神经核（●）受损，引起吞咽困难

　　脑卒中是延髓单侧血管病变或延髓以上的部位的双侧血管病变的主要症状。延髓单侧血管病变中，延髓外侧的梗死造成的延髓背外侧综合征较多见。

　　脑干血管病变和幕上多发性脑血管病变也会引起吞咽困难。延髓以上的部位的双侧病变造成的吞咽困难是假性延髓麻痹的症状。

◆ 特点

　　脑卒中急性期的患者虽然常常会出现吞咽困难，但多数在病程中有所改善，一直持续到慢性期的并不多见。与脑卒中相关的吞咽困难，主要与大脑半球相关的自主口腔功能异常，或者与延髓吞咽中枢相关的吞咽反射功能障碍有关。

　　由于病变部位不同，吞咽困难的病情或特点有所不同，了解具体病情再进行护理十分重要。

　　⚠ **注意！**

　　吞咽功能障碍易造成误吸，引发吸入性肺炎，十分危险。

　　另外，若患者想在脑卒中急性期经口进食，需要以有意识（JCS的第一条评价指标）和全身状态稳定为前提。

引起吞咽困难的病变	
假性延髓麻痹	● 病因：分为皮质型、皮质下型、内囊型和脑桥型［双侧自主运动（皮质至延髓的皮质延髓束）功能障碍］等 ● 特点：经口部进食困难，口中塞满食物时咀嚼困难
延髓麻痹	● 病因：延髓的吞咽中枢（以疑核为中心）功能障碍 ● 特点：吞咽反射出现障碍。单侧的延髓外侧病变以延髓背外侧综合征为代表
单侧大脑半球病变	● 特点：常表现为伴有意识障碍的重症脑血管病变

感觉障碍

图像特点

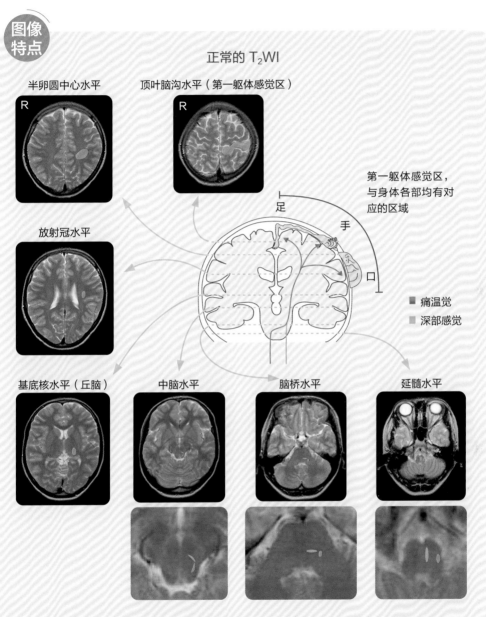

正常的 T₂WI

半卵圆中心水平

顶叶脑沟水平（第一躯体感觉区）

放射冠水平

第一躯体感觉区，与身体各部均有对应的区域

足　手　口

■ 痛温觉
■ 深部感觉

基底核水平（丘脑）　中脑水平　脑桥水平　延髓水平

　　躯体感觉信息经丘脑传递到顶叶中央后回的第一躯体感觉区。在这条通路中，无论何处受到损伤都会引起患者感觉障碍。中央后回的第一躯体感觉区与运动区相似，有与身体各部位相对应的规则的"脑地图（身体各部均有对应区域）"。

🏷 特点

根据脑部病变部位的不同，患者会出现各种不同的感觉障碍，脑血管受到损伤时，多数情况会引起半身感觉障碍。患者常表现出麻木等症状。

丘脑是各种感觉通路的中继站。特别是累及丘脑外侧的梗死，会引起典型的半身感觉障碍。根据损伤部位的不同，身体对应的部位也出现局限性感觉障碍。

另外，除了完全性感觉障碍，还有部分感觉通路受损的情况。例如，患者会出现浅感觉与深感觉分离（分离性感觉障碍）。严重的深感觉障碍会引起感觉性运动失调，这对康复训练有很大的障碍。

⚠ 注意!

感觉障碍的患者很容易受到外伤，而且在不注意的情况下甚至加重外伤。因此要认真仔细地进行全身检查。

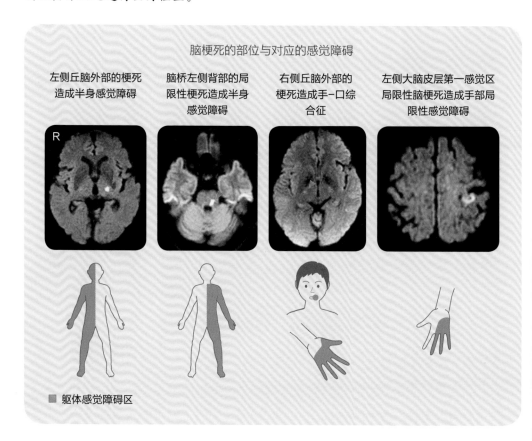

脑梗死的部位与对应的感觉障碍

左侧丘脑外部的梗死造成半身感觉障碍　　脑桥左侧背部的局限性梗死造成半身感觉障碍　　右侧丘脑外部的梗死造成手-口综合征　　左侧大脑皮层第一感觉区局限性脑梗死造成手部局限性感觉障碍

■ 躯体感觉障碍区

各种各样的躯体感觉

【浅感觉】

● 触觉

● 温觉

● 痛觉

能感觉到触碰吗?

凉吗?

痛吗?

【深感觉】

● 位置觉

  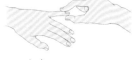

向上还是向下?
不知道。

向上。

● 振动觉

 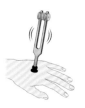

停止。

被检者再次感受振动

● 辨别感觉

   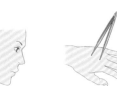

触碰的是一个地方还是两个地方?

两个地方。

 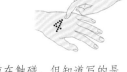

虽然知道在触碰,但知道写的是
什么吗?

是"4"。

111

血管性痴呆

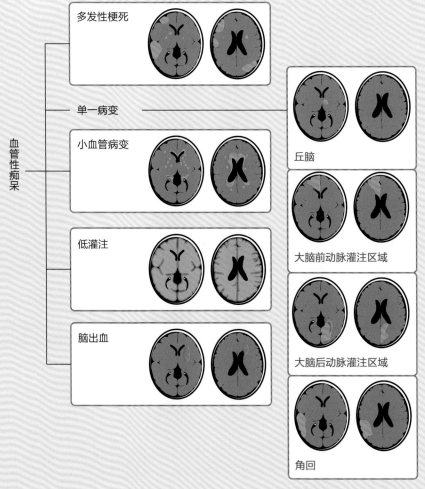

（引自《认知障碍疾病治疗指南2010》）

虽然多发性脑梗死或脑出血比较多见，但有的部位也会出现单一的病灶。

出现认知障碍的脑血管病变患者的 T_2WI

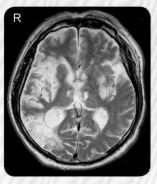 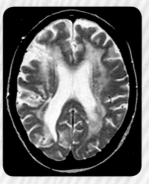 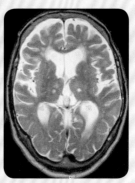

| 该患者颅内（以右侧颞叶为主）有散在的多发T₂高信号梗死灶 | 能够观察到深部白质中有大范围的高信号区域，考虑伴有小血管病变（small-vessel disease）的认知障碍 | 两侧丘脑呈高信号（►）。该患者出现意识障碍后，认知障碍的症状也开始显现 |

特点

　　认知障碍与脑血管疾病并存，且两者有明确的因果关系时，可诊断为血管性痴呆。

　　语言障碍和智力低下等症状散发出现，记忆力及人格保留，如果在理解力、判断力或执行能力低下的情况下，认知功能障碍开始出现，则症状会阶段性加重。但预防疾病进展进行的治疗十分重要。下表是血管性痴呆与阿尔茨海默病的对比。

相关术语

执行能力

　　把事情按顺序排列，利索地逐一执行的能力。

	血管性痴呆	阿尔茨海默病
症状	伴有执行能力障碍或其他高级脑功能障碍（如失语和失认等）；有时伴有血管性帕金森综合征（表现为行走障碍和肌强直等）；各种症状的严重程度不同	在病程初期发生近期记忆障碍（最近发生的事情想不起来，无法学习新事物）；对疾病认识不足，有掩饰的行为；会不停走动或失禁（如尿失禁）
病程	阶段性恶化	发病缓慢，并逐渐加重
治疗	对脑血管疾病的预防性治疗十分重要。发病后治疗很困难	病理初期适合药物治疗，但是无法根治

文献

[1]　平山惠造：神経症候学 改訂第二版 I . 文光堂，東京，2006

[2]　平山惠造：神経症候学 改訂第二版 II . 文光堂，東京，2006

[3]　城倉　健：II-4. めまいとの鑑別. 虚血性脳卒中：診断と治療の進歩，日内会誌 98
　　（6）：1255-1262，2009

[4]　武田克彦，波多野和夫：高次脳機能障害，その概念と画像診断. 中外医学社，東京，
　　2006

[5]　厚東篤生，荒木信夫，高木　誠：脳卒中ビジュアルテキスト 第3版. 医学書院，東
　　京，2008

[6]　日本神経学会・監修：認知症疾患 治療ガイドライン 2010. 医学書院，東京，2010

[7]　日本神経学会・監修：てんかん 治療ガイドライン 2010. 医学書院，東京，2010

[8]　平山惠造，河村　満：MRI脳部位診断. 医学書院，東京，1993

[9]　岩田　誠：神経症候学を学ぶ人のために. 医学書院，東京，2007

[10]　篠原幸人ほか，脳卒中合同ガイドライン委員会・編集：脳卒中治療ガイドライン
　　2009，http://www.jsts.gr.jp/main08a.html